Generalidades del Cáncer

Generalidades del Cáncer
Moyano - Molina - Meza - Pachacama
Poma - Quezada - Mejia

IMPORTANTE

La información aquí presentada no pretende sustituir el consejo profesional en situaciones de crisis o emergencia. Para el diagnostico y manejo de alguna condición particular es recomendable consultar un profesional acreditado.

Cada uno de los artículos aquí recopilados son de exclusiva responsabilidad de sus autores.

2019 Cuevas Editores,

Diseño de Portada: Iván López
ISBN: PENDIENTE

Impreso en Ecuador - Printed in Ecuador
Cualquier forma de reproducción, distribución, comunicación pública o transformación de esta obra solo puede ser realizada con la autorización de sus titulares, salvo excepción prevista por la ley.

PRÓLOGO

El cáncer es una enfermedad con gran morbimortalidad el tratamiento integral comprende la prevención, la detección y el diagnóstico de la enfermedad antes de que produzca síntomas, así como la evaluación, el pretratamiento, la rehabilitación y el control durante toda la vida.
El diagnóstico diferencial de la enfermedad, constituye un requisito indispensable para hacer un diagnóstico oportuno del cáncer.

Uno de los objetivos de este libro es informar a los pacientes de los síntomas, diagnóstico y tratamiento posible de acuerdo al estadio en el que se encuentre

Este libro representa un esfuerzo colectivo que refleja la filosofía basadas en el aprendizaje, la enseñanza y práctica de la oncología.
Al margen de los avances indudables en todas las áreas vinculadas a esta enfermedad. No debe olvidarse que el cáncer es curable cuando se encuentra localizado y en estadios iniciales.

Nadie puede ser experto en todos los campos de la oncología, pero con espíritu crítico, buenas relaciones personales y conocimiento determinar el mejor tratamiento para un paciente con cáncer es una de las más difíciles decisiones en la medicina.

Todos los conocimientos relacionados sirven para diseñar el mejor tratamiento para cada paciente y su enfermedad.

El paciente debe comprender que el tratamiento del cáncer es individualizado, es una enfermedad personal.

Enfrentarse a un diagnóstico de cáncer no es una tarea fácil, no sólo por la complejidad de la enfermedad en sí, sino porque tiene un gran impacto psicológicos y sociales.

El deseo del paciente de información también varía mucho y mientras unos piden información exhaustiva, otros la prefieren concisa. Al principio, una información general sobre su problema puede ser suficiente para algunos pacientes es nuestro objetivo primordial al elaborar este texto.

Md. Johanna Meza
Coordinadora

AGRADECIMIENTOS

Los autores agradecen en primera instancia a Jehová por darnos la oportunidad de ser Médicos una difícil y gran labor, a nuestros padres por su esfuerzo y su paciencia que sin ellos no lo lograríamos.

Al equipo responsable del diseño y logro de este libro.
A los enfermos y familiares de quienes cada día aprendemos algo nuevo.
A los compañeros de trabajo.

INDICE DE AUTORES

Viviana Karina Moyano Paz y Miño
Médica de la Universidad Central del Ecuador, Médico General en Funciones Hospitalarias en el servicio de Pediatría del Hospital de Especialidades Carlos Andrade Marín.
Cáncer de Mama

Soraya Leonor Molina Aules
Médica de la Universidad Central del Ecuador, Médico General en Funciones Hospitalarias, Responsable de Vigilancia Epidemiológica y Responsable de Apoyo Diagnóstico y/o Terapéutico del Hospital Básico San Luis de Otavalo,.
Cáncer renal.

Johanna Mercedes Meza Calvache
Médica de la Universidad Central del Ecuador, Médico General en Funciones Hospitalarias en el servicio de Cirugía General del Hospital de Especialidades de las Fuerzas Armadas # 1
Cáncer de Estomago

Ana Belén Pachacama Barros
Médica de la Universidad Central del Ecuador, Médico General en Funciones Hospitalarias en el servicio de Cardiologia del HOSPITAL DE ESPECIALIDADES FF.AA. No. 1
Cáncer de Leucemias

Grace Nathaly Quezada Haro
Médica de la Universidad Central del Ecuador, Médico General en consulta externa de Asistanet
Cáncer de Linfoma no Hodgkin

Alexis Santiago Mejía Arias
Médico de la Universidad Central del Ecuador, Médico General en funciones hospitalarias en el servicio de Cirugía Oncológica del Hospital de Especialidades F.F AA. No 1
Cáncer de pulmón

Nathaly Beatriz Poma Japón
Medica de la Universidad Nacional de Loja, médico General en Funciones Hospitalarias en el servicio de Medicina Interna del Hospital de Especialidades de las Fuerzas Armadas #1
Cáncer de Páncreas.

INDICE

1. CÁNCER DE MAMA
Viviana Karina Moyano Paz y Miño.   *15*

2. CÁNCER RENAL
Soraya Leonor Molina Aules   *31*

3. CÁNCER DE ESTOMÁGO
Johanna Mercedes Meza Calvache.   *39*

4. LEUCEMIAS
Ana Belén Pachacama Barros.   *59*

5. LINFOMA NO HODKING
Grace Nathaly Quezada Haro.   *67*

6. CÁNCER DE PULMÓN
Alexis Santiago Mejía Arias   *83*

7. CÁNCER DE PÁNCREAS   *99*
Nathaly Beatriz Poma Japón

1. CÁNCER DE MAMA
Viviana Karina Moyano Paz y Miño

Introducción

Según la OMS el Cáncer de mama es el tipo de cáncer más frecuente en las mujeres tanto en países en vías de desarrollo como en países de primer mundo, además es la segunda causa de muerte en este grupo de población a nivel mundial. Se han reportado que en los últimos 25 años se ha duplicado el número de casos anuales nuevos; sin embargo se ha demostrado que ha disminuido la mortalidad en países desarrollados, debido a la realización de diagnósticos más tempranos y tratamientos más efectivos.

La incidencia y mortalidad de cáncer de mama varía significativamente entre países desarrollados como EEUU, Inglaterra y España, en donde su incidencia se incrementó de 1973 a 2004 aproximadamente de 0,94 a 4% por año, sobre todo en mujeres mayores de 55 años, según se refiere en Guías de Práctica Clínica de Cáncer de Mama en México. Mientras que en los países en vías de desarrollo como los de América Latina este tipo de cáncer es más frecuente en mujeres entre los 40 y 75 años.

Es importante conocer que la posibilidad de curación y de mejora en la calidad de vida de las pacientes con ca de mama dependerá de la extensión de la enfermedad en el momento del diagnóstico para poder instaurar un tratamiento oportuno. Razón por la cual es importante el conocimiento de esta patología, así como los factores de riesgo, medidas de prevención, diagnóstico y tratamiento precoz de la misma.(GPC, México, Secretaría de Salud, 2009)

Epidemiología

De acuerdo a la OPS y la OMS "El cáncer de mama es el tipo de cáncer más común y la segunda causa de muerte por cáncer entre las mujeres de las Américas. Cada año se producen en la Región más de 462.000 casos nuevos y casi 100,000 muertes por cáncer de mama" (GLOBOCAN, 2018)

Proporción de nuevos casos y muertes por cáncer de mama en las Américas

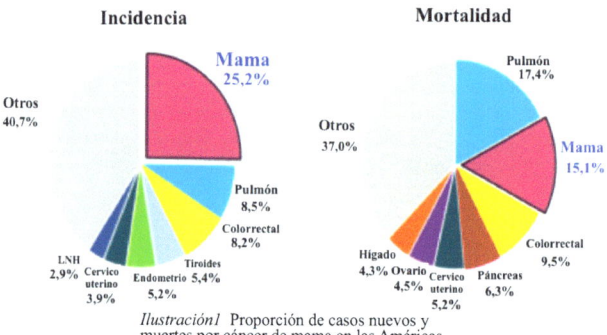

Ilustración1 Proporción de casos nuevos y muertes por cáncer de mama en las Américas

Reportan también que en las mujeres de América Latina y el Caribe, el cáncer de mama representa el 27% de los casos nuevos y el 16% de las muertes por cáncer. Mientras tanto en las mujeres de EEUU y Canadá se verifica que el 24% de casos nuevos y el 14% de las muertes por cáncer son por cáncer de mama. De acuerdo a estos datos podemos evidenciar que si bien no hay una significativa diferencia entre América del Norte y América Latina, existe un menor porcentaje de incidencia y mortalidad en países desarrollados. (GLOBOCAN, 2018)

En referencia a datos obtenidos de la OPS se estima que en el año 2030 se incremente el número de casos nuevos de cáncer de mama en las Américas, y este incremento será el doble para América Latina y el Caribe en relación a EEUU y Canadá. (GLOBOCAN, 2018)

En Ecuador, en base a datos del Ministerio de Salud Pública, en el 2018 hubo 28.058 casos nuevos de cáncer, de los cuales son 165 casos de cáncer, en todas sus variedades por cada 100.000 mujeres. De los cuales el cáncer de mayor incidencia en mujeres en nuestro país es el cáncer de mama con 2787 (18,2%), seguido de: cuello uterino 1612 (10,6%), tiroides 1374 (9%), estómago 1225 (8%) y colorrectal 1123 (7,4%). (MSP, 2018a)

Según datos del INEC, "El cáncer de mama es una de las principales causas de muerte en las mujeres ocupando el lugar número 11 de la lista de causas generales de muerte femenina en el 2017. De las 3.430 defunciones reportadas por esta causa entre el 2012 y 2017, el 99,3% de las personas que murieron por esta enfermedad fueron mujeres. Solo en el año 2017 se registraron 670 defunciones por cáncer de seno en mujeres y 3 en hombres, que corresponde a una tasa de mortalidad de 3,99 defunciones por cada 100.000 habitantes". (MSP, 2018a)

Definición
Se debe entender que los órganos que conforman nuestro cuerpo están constituidos por células que normalmente se dividen de forma ordenada, con el fin de reemplazar a las ya envejecidas o muertas, para que esto suceda existen una serie de mecanismos que regulan el proceso. Existen situaciones o factores que hacen que estos mecanismos se alteren en algunas células, produciendo una replicación anormal e incontrolada, es cuando se producen los tumores o nódulos.

Con este antecedente tenemos que el cáncer de mama se define como el crecimiento anormal y desordenado de células del epitelio de los conductos o lobulillos mamarios, teniendo la capacidad de diseminarse, proceso que se puede desencadenar por causas multifactoriales y genéticas. (GPC, México, Secretaría de Salud, 2009)

Factores de Riesgo
Se han identificado numerosos factores de riesgo asociados al cáncer de mama, de acuerdo a estudios de la Sociedad Española de Oncología Médica, la mayoría de ellos se relacionan con los antecedentes reproductivos que modulan la exposición hormonal durante la vida. (Santaballa. A., 2017)

Entre los principales tenemos:
- Edad: Es el principal factor de riesgo para padecer cáncer de mama. Al aumentar la edad aumenta el riesgo. La mayoría de cánceres de mama se diagnostican después de los 50 años de edad.

- Factores reproductivos que aumentan la exposición a estrógenos endógenos: Aparición temprana de la menarquia, menopausia tardía o el uso de terapia hormonal sustitutiva después de la menopausia, así como también combinación de hormonas estrógeno-progestágeno después de la menopausia, La nuliparidad o embarazo tardío se relacionan también con un riesgo mayor de cáncer de mama. (Santaballa. A., 2017)
- Comienzo de la menopausia después de los 55 años de edad: Así como el inicio temprano de la menstruación, el estar expuesta al estrógeno por más tiempo a lo largo de la vida aumenta el riesgo de cáncer de mama.
- Antecedentes personales o Familiares de cáncer de mama: El riesgo es mayor si se trata de un familiar de primer grado (madre, hermana, hija)
- Densidad mamaria alta: Las mamas densas tienen más tejido conjuntivo que tejido adiposo, lo cual puede hacer difícil la detección precoz de tumores en una mamografía
- Exposición a radiaciones ionizantes, especialmente durante la pubertad.
- Consumo de alcohol: El riesgo de cáncer de mama en la mujer aumenta cuanto mayor sea el consumo de alcohol.
- Obesidad
- Mutaciones genéticas: Cambios heredados en ciertos genes como el BCRA1 Y BRCA2 implican mayor riesgo de padecer cáncer de mama.
- Anticonceptivos orales
- Tratamientos previos con radioterapia: Mujeres que han recibido radioterapia antes de los 30 años de edad tienen un riesgo mayor de presentar cáncer de mama más adelante.
- "Las investigaciones sugieren que otros factores, tales como el tabaquismo, la exposición a sustancias químicas que pueden causar cáncer y trabajar en el turno de la noche, también pueden aumentar el riesgo de cáncer de mama". (MSP, 2018b)

Cáncer de mama Hereditario

Como se explicó anteriormente el cáncer de mamá tiene un origen multifactorial, entre los principales factores tenemos el hereditario. El cáncer de mama hereditario es aquel que tiene su origen en una mutación genética. Se estima según la Organización Española de Oncología que el 5 -10% de los cánceres de mama son hereditarios, y del 20-25% de las mutaciones que se producen en el cáncer de mama hereditario son en los genes BRCA1 y BRCA2. Estudios han demostrado que el riesgo de desarrollar cáncer de mama se presenta en un 60% en los portadores de BRCA1 y en un 50% en los portadores de BRCA2. (Santaballa. A., 2017)

Signos y Síntomas
Los signos de advertencia de cáncer de mama pueden ser distintos en cada persona, ya que depende de la evolución de la enfermedad, "una persona puede descubrir que tiene cáncer de mama por una mamografía de rutina". (MSP, 2018b)

En la fase inicial de la enfermedad, cuando la lesión es muy pequeña, es difícil que se presente algún tipo de sintomatología, razón por la que se denomina fase preclínica de la enfermedad. (Asociación Española contra el Cáncer, 2014)

Pasado este tiempo el cáncer de mama puede manifestarse de diversas formas, entre ellas:
- La presencia de un nódulo palpable en mama o axila, doloroso o no es el signo más frecuente
- Aumento del grosor o edema en una parte de la mama
- Eritema o descamación en la zona del pezón
- Secreción del pezón, que no sea leche, incluso puede evidenciarse sangre
- Cualquier cambio en el tamaño o forma de la mama
- Dolor en cualquier parte de la mama
- Eritema (piel de naranja)

Diagnóstico
Es importante la exploración física de rutina para la detección de cualquiera de los signos mencionados anteriormente, así como el chequeo médico. Ya que los indicios de cáncer de mama pueden presentarse en consulta o en un examen periódico.

Dentro de la valoración clínica debe incluir:

- Antecedentes personales y enfermedades concomitantes
- Exploración física en la que debe constar el tamaño y localización del tumor, tiempo de evolución, presencia o no de afectación de la piel o pared torácica, adenopatías palpables axilares, supraclaviculares, dolor y secreción del pezón
- Considerar la posibilidad de valoración de ciertas pacientes con antecedentes de cáncer de mama por un consejo genético. (Guerra J.; Moreno F., 2007)

Tabla 1
Criterios de riesgo para cáncer de mama hereditario/familiar

Criterios de alto riesgo
1. Un caso de cáncer menor igual a 40 años.
2. Diagnóstico de cáncer de mama y ovario en el mismo individuo.
3. Dos o más casos de cáncer de mama, uno de los cuales es menor de 50 años o bilateral.
4. Un caso de cáncer de mama menor o igual a 50 años o bilateral y un caso de cáncer de ovario en familiar de 1º o 2º grado.
5. Tres casos de cáncer de mama y ovario (al menos un caso de ovario) en familiares de 1º o 2º grado.
6. Dos casos de cáncer de mama en el varón y familiar de 1º o 2º grado.
7. Un caso de cáncer de mama en el varón y familiar de 1º o 2º grado, con cáncer de mama u ovario.

Criterios de riesgo para cáncer de mama hereditario y considerar evaluación por grupo genético

Para apoyar al diagnóstico de Cáncer de mama existen pruebas complementarias, entre las principales se encuentran la mamografía y la ecografía

Mamografía:
La mamografía es el eje principal del diagnóstico de las lesiones mamarias, tanto en el screening como en la sospecha clínica de neoplasia, ya que es capaz de detectar las lesiones mamarias mucho tiempo antes de ser descubiertas clínicamente.
La Sociedad Española de Diagnóstico por imagen de la mama recomienda las siguientes indicaciones de mamografía:

A.- Mujeres asintomáticas (mamografía de control, chequeo o screening)
- Mujeres desde los 40 a los 70 años de edad.
- Mujeres desde los 35 años de edad, con antecedentes familiares directos (madre, padre, hijos, hermana) de cáncer de mama de riesgo.
- Mujeres que van a someterse a mamoplastia de reducción o aumento, sea cual fuere su edad.
- Mujeres que van a someterse a un transplante de órgano, sea cual fuere su edad.
- Mujeres que van a someterse a un tratamiento hormonal de infertilidad, cualquiera que fuere su edad.
- Mujeres con antecedentes personales de cáncer de mama, cualquiera que fuere su edad.
- Mujeres con antecedentes personales de riesgo, diferentes antecedente personal de cáncer de mama (determinadas lesiones mamarias benignas y neoplasias ginecológicas pélvicas, por ejemplo).

B.- Mujeres sintomáticas (mamografía diagnóstica)
- Mujeres con síntomas-signos, mayores de 30-35años, no aclarados con la evaluación clínica palpatoria.
- Mujeres con síntomas-signos, menores de 30-35 años, no aclarados con la evaluación clínica palpatoria ni con la ecografía mamaria. En este último caso, la mamografía se realizará sobre la mama sintomática.

- Mujeres con enfermedad metastásica, sin primario conocido y con sospecha de tumor mamario, sea cual fuere su edad. (Guerra J.; Moreno F., 2007)

Ultrasonografía/Ecografía
El ecógrafo emplea ondas sonoras de amplia frecuencia para generar imágenes en una pantalla. Además de su valor en el diagnóstico imagenológico, la ecografía permite obtener muestras citológicas, histológicas por punción aspiración con aguja fina (PAFF) o punción con aguja gruesa (BAG) en lesiones no palpables evitando así la realización de biopsia quirúrgica. (Guerra J.; Moreno F., 2007)

La ecografía mamaria está indicada según Oncosur en:
- Evaluación de hallazgos patológicos en la exploración física en mujeres menores de 30 años, embarazadas y durante la lactancia como primer examen.
- Evaluación de hallazgos patológicos en la exploración física en presencia de mamografía normal o no concluyente.
- Evaluación de lesiones sospechosas por mamografía en ausencia de hallazgos en la exploración física.
- Control de lesiones visualizadas sólo con ecografía. (Guerra J.; Moreno F., 2007)

Resonancia Magnética
Permite detectar áreas de aumento de vascularización en la mama; sin embargo su alto porcentaje de falsos positivos hace que su principal indicación sea en la planificación del tratamiento en pacientes con diagnóstico histológico de cáncer.

La resonancia magnética está indicada en:
- Elección de pacientes candidatas a cirugía conservadora tras disponer de un diagnóstico citohistológico de cáncer en casos en los que la extensión de la tumoración es impreciso mediante mamografía o ecografía.
- Valoración de respuesta a tratamiento sistémico primario.
- Valoración del cáncer de mama tratado con cirugía conservadora cuando se plantea diagnóstico diferencial entre recidiva local y cambios postquirúrgicos, siempre que los métodos tradicionales no sean concluyentes

- Seguimiento en pacientes portadoras de prótesis de silicona.
- 5. Metástasis axilares de carcinoma oculto de mama (Guerra J.; Moreno F., 2007)

Biopsia Quirúrgica
Se trata de extirpar el nódulo o tejido sospechoso para su estudio anatomopatológico. La biopsia quirúrgica está indicada cuando fracasan la PAAF o la BAG, cuando hay discordancia entre el diagnóstico clínico-radiológico y el obtenido mediante PAAF o BAG y cuando en el estudio citológico aparecen células atípicas. (Asociación Española contra el Cáncer, 2014)

Estudio de extensión
Existe un estudio de extensión básico que comprende la realización de exploración física completa, hemograma, bioquímica con función hepática, marcadores tumorales (CEA y CA 15.3) y radiografía de tórax. Dado que el riesgo de encontrar enfermedad metastásica de entrada está en función del tamaño tumoral y de la afectación ganglionar.

Estadificación
Una vez que se realiza el diagnóstico de Ca de mama se realiza una estadificación que nos permite orientar mejor el tratamiento y pronóstico del mismo. Para esto se utiliza el sistema TNM. El sistema TNM comprende dos métodos: el clínico y el patológico. El clínico (cTNM), elaborado sobre los datos semiológicos iniciales, se emplea para la indicación del tratamiento primario. El patológico (pTNM), elaborado sobre los hallazgos anatomopatológicos tras la cirugía, aporta datos precisos sobre la extensión de la enfermedad y se emplea para la indicación del tratamiento adyuvante y para establecer un pronóstico. (Martinez María, 2017)

Tamaño Tumoral (T)
Los tumores se clasifican en 4 estadíos, de T1 a T4, según extensión máxima del componente infiltrante tumoral.
T1: menos de 2 cm
T2: Entre 2 y 5 cm
T3: más de 5 cm
T4: Hace referencia a la extensión del tumor a áreas anatómicas concretas:

piel, pared torácica

Existe también el carcinoma Ductal In situ (Ausencia de Componente Infiltrante). Se clasifica como Tis

Cáncer inflamatorio de mama (T4d): Se conoce como el tipo más agresiva de cáncer de mama, aunque rara, siendo la forma de presentación con peor pronóstico. De caracteriza en su forma de presentación clínica como piel de naranja, aumento del volumen mamario e induración. Su confirmación diagnóstica se realiza en base a la biopsia cutánea.

Tabla 2 Estadificación TNM para cáncer de mama

Estadificación TNM para el cáncer de mama del American Joint Committee	
Estadio tumor	Descripción
TX	Tumor primario no valorable
T0	Sin evidencia de tumor primario
Tis	Carcinoma in situ
T1	Tumor de hasta 2 cm en su diámetro mayor
T1a	Tumor de hasta 0,5 cm en su diámetro mayor
T1b	Tumor mayor de 0,5 cm pero mayor de 1 cm
T1c	Tumor mayor de 1 cm pero no mayor de 2 cm
T2	Tumor mayor de 2 cm pero menor de 5 cm en su diámetro mayor
T3	Tumor mayor de 5 cm en su diámetro mayor
T4	Tumor de cualquier tamaño con extensión directa a la pared torácica o a la piel
T4a	Extensión a la pared torácica (costillas, intercostales o serrano anterior)
T4b	Peau d´orange, ulceración o nódulos cutáneos satélites
T4c	T4a + T4b
T4d	Cáncer inflamatorio de la mama

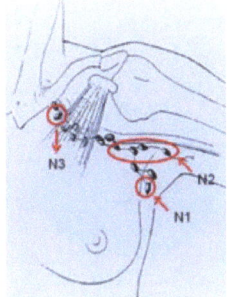

1. Ganglio axilar metastásico ipsilateral:
   - N1
2. Conglomerado adenopático axilar ipsilateral a la palpación o detección ecográfica de más de cuatro ganglios afectos:
   - N2
3. Ganglio metastásico en localización **infra y supraclavicular ipsilateral**
   - N3

Ilustración 2 Estadificación ganglionar

Estadificación ganglionar
El número de ganglios positivos o metastásicos después de la linfadenectomía es uno de los factores pronósticos más importantes y está reflejado en la clasificación N.

Metástasis a distancia (M)
La decisión de ampliar estudios para la detección de metástasis a distancia viene establecida por la estadificación tumoral (estadio III) y la existencia de sintomatología:

1. Carcinoma "in situ": no se recomiendan pruebas de estadificación.
2. Estadio I: no se recomiendan pruebas radiológicas. Analítica completa y Ca 153.
3. Estadios II-III: radiografía de tórax, ecografía hepática/TAC y rastreo óseo. Analítica completa y Ca 153. 4. Estadio IV: Como en estadio III, más las indicadas según la clínica. (Martinez María, 2017)

Tabla 3 Estadificación de cáncer de mama según la clasificación TNM

Estadio 0	Tis	N0	M0
Estadio IA	T1	N0	M0
Estadio IB	T0	N1ml	M0
	T1		
Estadio IIA	T0	N1	M0
	T1	N1	
	T2	N0	
Estadio IIB	T2	N1	M0
	T3	N0	
Estadio IIIA	T0	N2	M0
	T1	N2	
	T2	N2	
	T3	N1 o N2	
Estadio IIIB	T4	N0 o N1 o N2	M0
Estadio IIIC	Cualquier	N3	M0
Estadio IV	Cualquier	Cualquier N	M1

Tratamientos

La realización sobre el procedimiento a realizar está en relación al tamaño tumoral, características histológicas tumorales, multicentricidad y el margen obtenido con la cirugía. (GPC, México, Secretaría de Salud, 2009)

Tratamiento no Farmacológico

"A las mujeres con carcinoma ductal in situ candidatas a cirugía se les debe ofrecer la opción de tratamiento quirúrgico conservador o de mastectomía simple." (GPC, México, Secretaría de Salud, 2009)

La cirugía conservadora sin radioterapia debe ser valorada por el médico y la paciente teniendo en cuenta si el riesgo es bajo para recurrencia local. Existen 2 procedimientos quirúrgicos bien establecidos para el tratamiento del cáncer de mama en estadio I y II y estas son:
Cirugía conservadora, que incluye la extirpación tumoral con un margen de tejido normal con la preservación de la mama

Mastectomía radical. Todos los casos de carcinoma mamario invasor deben incluir un procedimiento de estatificación axilar. (GPC, México, Secretaría de Salud, 2009)
En la enfermedad resecable T3N1M0, las opciones de manejo son:
- mastectomía seguida de quimioterapia adyuvante y luego radioterapia
- quimioterapia neoadyuvante para intentar disminuir el tamaño de la lesión para efectuar un tratamiento conservador seguido de radioterapia.

En los estadios clínicos III A, IIIB, IIIC y T3 N1 M 0 no resecable (ECIIB). Se considera enfermedad irresecable de inicio, por lo que el primer tratamiento debe ser quimioterapia neoadyuvante seguido de mastectomia radical si hay respuesta. Si no hay respuesta se debe considerar un tratamiento sistémico adicional de segunda elección y/o radioterapia preoperatoria con valoración posterior de cirugía y en caso de continuar sin respuesta se debe individualizar el tratamiento. (GPC, México, Secretaría de Salud, 2009)

Tratamiento Farmacológico
La quimioterapia adyuvante postoperatoria ha demostrado disminución de la recurrencia y muerte en una serie de estudios aleatorizados y en los meta-análisis.

La decisión en cuanto a que pacientes deben ser tratados con quimioterapia adyuvante se basa en la evaluación del riesgo – beneficio que se obtiene del análisis de las características tumorales, edad de la paciente y de cada terapia especifica. (GPC, México, Secretaría de Salud, 2009)

BIBLIOGRAFÍA

1. Asociación Española contra el Cáncer. (2014). Cancer-mama-2014.pdf. Recuperado de https://www.aecc.es/sites/default/files/migration/actualidad/publicaciones/documentos/cancer-mama-2014.pdf

2. GLOBOCAN. (2018). Cancer-mama-Americas-factsheet-ES.pdf. Recuperado de http://gco.iarc.fr/

3. GPC, México, Secretaría de Salud. (2009). Diagnóstico y Tratamiento del cáncer de mama en el segundo y tercer nivel de atención.pdf. Recuperado de http://www.cenetec.salud.gob.mx/descargas/gpc/CatalogoMaestro/232_IMSS_09_Ca_Mama_2oN/EyR_IMSS_232_09.pdf

4. Guerra J.; Moreno F. (2007). Guia_clinica_oncosur_cancermama.pdf. Recuperado de https://seom.org/seomcms/images/stories/recursos/sociosyprofs/colectivos/grupocooperativo/2006/oncosur/guia_clinica_oncosur_cancermama.pdf

5. Martinez María. (2017). Estadificacion ca de mama.pdf. Recuperado de http://www.sedim.es/nueva/wp-content/uploads/2015/01/Cap%C3%ADtulo_6_Estadificaci%C3%B3n_ok.pdf

6. MSP. (2018a). Cifras de Ecuador – Cáncer de Mama – Ministerio de Salud Pública. Recuperado 14 de octubre de 2019, de https://www.salud.gob.ec/cifras-de-ecuador-cancer-de-mama/

7. MSP. (2018b). Información general cáncer de mama – Ministerio de Salud Pública. Recuperado 14 de octubre de 2019, de https://www.salud.gob.ec/cancer-de-mama/

8. Santaballa, A. (2017). Cancer de mama—SEOM: Sociedad Española de Oncología Médica © 2019. Recuperado 14 de octubre de 2019, de Sociedad Española de Oncología Médica website: https://seom.org/info-sobre-el-cancer/cancer-de-mama?showall=1

2. CÁNCER RENAL
Soraya Leonor Molina Aules

CÁNCER DE RIÑÓN

DEFINICIÓN

Los Riñones son 2 órganos excretores, es decir que contribuyen con la eliminación de los desechos de la sangre y el exceso de agua en forma de orina, además mantienen el equilibrio de sustancias químicas (electrolitos: sodio, potasio, calcio) y en ellos se forman hormonas que controlan la tensión arterial y promueven la producción de glóbulos rojos en la médula ósea.

El cáncer de riñón se produce cuando sus células se tornan malignas, perdiendo el control de crecimiento, desarrollo, multiplicación y forman un tumor; generalmente se origina en el revestimiento de los túbulos renales (corteza renal).

CUADRO CLÍNICO

El Cáncer Renal en sus estadíos tempranos suele no presentar signos ni síntomas. Frecuentemente esta enfermedad es diagnosticada de forma incidental cuando se realizan exámenes como Ecografía, Tomografía Axial Computarizada, solicitadas por razones diferentes a sospechas de enfermedad renal.

Los signos y síntomas asociados con Cáncer Renal son:
- Hematuria (presencia de sangre en la orina)
- Dolor y/o masa en abdomen o flanco (Parte inferior de la espalda).
- Pérdida de peso.
- Fiebre.
- Fatiga sin explicación.

Otras manifestaciones clínicas inespecíficas que motivan a solicitar estudios complementarios que pueden dar una pauta para sospechar de cáncer renal son:
- Dolor abdominal.
- Síndromes paraneoplásicos.
- Síntomas de enfermedad metastásica como: dolor óseo, adenopatías, varicocele (agrandamiento de las venas dentro del escroto), edema de enfermedades inferiores.

FACTORES DE RIESGO:

El Cáncer Renal se relaciona en su mayoría con el estilo de vida y medio ambiente, evidenciándose que el tabaquismo y a la dieta (obesidad) contribuyen a la presentación de dicha patología.

Raras veces se atribuye a un Síndrome Genético – Hereditario como:
- Enfermedad de Von Hippel-Lindau.
- Carcinoma papilar renal hereditario.
- Síndrome de Birth-Hogg-Dube.
- Leiomiomatosis hereditaria.
- Esclerosis tuberosa.

Entre otros factores de Riesgo se encuentra: Infecciones, radiación y contaminantes del medio ambiente

CLASIFICACIÓN:

La clasificación se la realiza la presencia de tumor, nódulos o metástasis, es relevante en cuanto a tratamiento y pronóstico.

CLASIFICACIÓN TNM CÁCER DE CÉLULAS RENAES 2017 7° EDICIÓN AMERICAN LOINT COMITEE ON CANCER (AJCC)	
TX	TUMOR PRIMARIO QUE NO PUEDE EVALUARSE
T0	SIN EVIDENCIA DE TUMOR PRIMARIO O AUSENCIA DE DATOS DEL TUMOR PRIMARIO
T1	TUMOR <7CM EN DIMENSIÓN MAYOR, LIMITADO AL RIÑÓN.
T1a	TUMOR <4CM EN SU DIMENSIÓN MAYOR, LIMITADO AL RIÑÓN.
T1b	TUMOR >4CM PERO <7CM EN SU DIMENSIÓN MAYOR, LIMITADO AL RIÑÓN.
T2	TUMOR >7CM EN SU DIMENSIÓN MAYOR, LIMITADA AL RIÑÓN.
T2a	TUMOR >7CM PERO < O IGUAL 10CM SU DIMENSIÓN MAYOR, LIMITADO AL RIÑÓN.
T2b	TUMOR >10CM LIMITADO AL RIÑÓN.
T3	TUMOR QUE SE EXTIENDE DENTRO DE LA VENA RENAL O GRASA PERIRENAL, SIN INVADIR GLÁNDULA SUPRARRENAL IPSILATERAL NI EXTENDERSE MÁS ALLÁ DE LA FASCIA DE GEROTA.
T3a	TUMOR QUE SE EXTIENDE DE LA VENA RENAL O SUS RAMAS SEGMENTARIAS O INVADE GRASA PERIRRENAL O GRASA DEL SENO RENAL SIN EXTENDERSE MÁS ALLÁ DE LA FASCIA DE GEROTA.
T3b	TUMOR QUE SE EXTIENDE DENTRO DE LA VENA POR DEBAJO DEL DIAFRAGMA.
T3c	TUMOR QUE SE EXTIENDE DENTRO DE LA VENA POR ARRIBA DEL DIAFRAGMA O INVADE LA PARED DE LA VENA CAVA.
T4	TUMOR QUE INVADE MÁS ALLÁ DE LA FASCIA DE GEROTA (INCLUYENDO LA EXTENSIÓN A LA GLÁNDULA SUPRARRENAL IPSILATERAL).
N	GANGLIOS LINFÁTICOS REGIONALES.
NX	NO SE PUEDEN EVALUAR LOS GANGLIOS LINFÁTICOS REGIONAES.
N0	AUSENCIA DE METÁSTASISGANGLIONARES REGIONALES.
N1	METÁSTASIS EN UN SOLO GANGLIO LINFÁTICO REGIONAL.
M	METÁSTASIS A DISTANCIA.
M0	SIN METÁSTASIS A DISTANCIA.
M1	CON METÁSTASIS A DISTANCIA.

El cáncer renal se lo puede clasificar también de acuerdo a las características histológicas:

CARCINOMA DE CÉLULAS CLARAS	Su crecimiento puede variar de lento a rápido, es el que se presenta con mayor frecuencia.
CARCINOMA PAPILAR	Se divide en Tipo 1 y 2 siendo éste el más agresivo.
CARCINOMA CROMÓFOBO Y ONCOCITOMA	Es de crecimiento muy lento.
CARCINOMA DE LOS CONDUCTOS COLECTORES	Tiende a comportarse como el carcinoma de células transicionales de vías urinarias y vejiga.
VARIANTE SARCOMATOIDE	Tiene un comportamiento agresivo ya que su crecimiento es rápido.

DIAGNÓSTICO:

El diagnóstico de Cáncer de Riñón se basa realización de una buena historia clínica, examen físico y exámenes complementarios:

Historia clínica: Se realizará una anamnesis que recabe información de antecedentes de cáncer en la familia; y poner atención en signos y síntomas que puedan hacer sospechar de esta enfermedad.

Exploración física: Observar la presencia de tumores, poner atención al momento de la palpación si se presenta dolor en abdomen, flancos y percepción de vísceromegalias o tumores.

Exámenes complementarios: Entre ellos destacan:

LABORATORIO:
- Análisis de sangre: Se requiere realizar biometría hemática, Química sanguínea, Electrolitos, Calcio sérico, Lactato deshidrogenasa, Pruebas de coagulación, fosfatasa alcalina; se valoran cantidades de sustancias liberadas por los riñoes: (úrea, creatinina, etc.)
- Análisis de Orina: Se podrá evidenciar hematuria (presencia de sangre en la orina).

MAGENOLOGÍA:
Ecografía
- Ecografía abdominal: Es el principal examen complementario, ayuda a identificar la presencia de tumores y diferenciar su contenido que puede ser líquido o sólido.
- Tomografía axial Computarizada: Contribuye a la estratificación del cáncer renal y evidenciar posibles metástasis.
- Resonancia Magnética Nuclear: Se recomienda realizarla a pacientes con cáncer renal en estadios avanzados, ante sospecha de afectación vascular, en casos donde el paciente sea alérgico/a al medio de contraste, insuficiencia renal y embarazo.

BIOPSIA: Se realizará solo en casos selectos, tomando una muestra de tejido de riñón y analizándolo para observar la presencia o no de células cancerosas.
El diagnóstico de cáncer de riñón en etapas tempranas representa una ventaja en cuanto a la instauración de tratamiento.

TRATAMIENTO:
El tratamiento de cáncer depende de varios factores como:
- Tamaño y ubicación del tumor.
- Presencia o no de metástasis.
- Función de los riñones.
- Comorbilidades.
- Edad, estado de salud del paciente.

Cirugía: Recomendada cuando el tumor se limita al riñón dirigida a pacientes que se encuentran en los estadíos I, II y III
- Nefrectomía radical: consiste en extraer la totalidad del riñón afectado, incluyendo la glándula suprarrenal, tejido adyacente y al menos ocho ganglios linfáticos perihiliares.

Los siguientes son indicadores de Cirugía conservadora de nefronas:
- Absolutas: En el caso de que exista un solo riñón anatómico y/o funcional.

- Relativas: En casos de Insuficiencia renal crónica, riñón con presencia de varios quistes, presencia de otras enfermedades además del cáncer renal tales como: Diabetes Mellitus, Hipertensión arterial, litiasis renal, enfermedades autoinmunes.

Radioterapia:
Consiste en la emisión de radiación para evitar que las células cancerosas se sigan multiplicando y eliminarlas.

Con frecuencia esta técnica se utiliza para atenuar síntomas que provienen de las metástasis óseas.

Quimioterapia:
Se emplean fármacos para disminuir la velocidad con que las células malignas se multiplican.

RECOMENDACIONES Y PREVENCIÓN:
Anteriormente se mencionaron los factores de riesgo para la presentación de Cáncer Renal, por lo que la prevención se enfoca en cambios de hábitos y estilos de vida como lo son:

- Evitar el tabaquismo.
- Alimentación saludable, actividad física con el objetivo de evitar la Obesidad.

BIBLIOGRAFÍA

1. *(NKF), National Kidney Foundation. (2017.). Cáncer de riñón. 3.*
2. *Diagnóstico y tratamiento del cáncer renal en el adulto. (s.f.). Guía de Prpactica Clínica., 3.*
3. *Gonzales, A., & Quintela, M. (2017). Cáncer Renal. Sociedad Española de Oncología Médica.*
4. *Jefferson, S., & Ricardo, Q. (2016). Obesiad y cáncer: fisiopatología y evidencia epidemiológica. Revista Médica Risaralda., 92.*
5. *Miguel, J., Mario, S., Pedro, M., José, A., Jorge, C., José, H. J., & Lesbia, R. (2011). Cáncer Renal. Oncoguía., 20.*

3. CÁNCER DE ESTOMÁGO
Johanna Mercedes Meza Calvache

Definición:
El cáncer gástrico se forma en los tejidos que revisten el estómago, la mayoría comienza en las células de la capa interna especialmente en la mucosa, es una de las enfermedades con mayor morbimortalidad en las últimas décadas y depende del estadio, la extensión tumoral y el compromiso de los ganglios encontrados en biopsias endoscópicas.

Capas de la pared del estómago

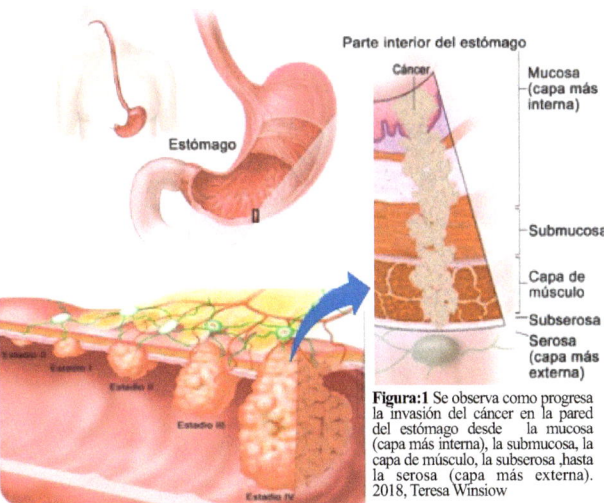

Figura:1 Se observa como progresa la invasión del cáncer en la pared del estómago desde la mucosa (capa más interna), la submucosa, la capa de músculo, la subserosa ,hasta la serosa (capa más externa). 2018, Teresa Winsiow

Es una enfermedad causada por el crecimiento descontrolada de las células que modifican su forma, su tamaño y características, la localización más frecuente es a nivel proximal, alrededor del cardias, y una reducción de su incidencia en el estómago distal, lo cual podría estar relacionado con el reflujo gastroesofágico.

Factores de Riesgo:
Se ha identificado los principales factores:

- Mas Frecuente en Hombres que en Mujeres relación 2/1 y en pacientes en la séptima década.
- Antecedentes Familiares en primer grado de cáncer de estómago.
- Hábitos como fumar y el alcohol aumenta el riesgo sobre todo en la parte superior del estómago.
- Personas que portan las mutaciones de los genes del cáncer de mama (BRCA1 o BRCA2) y en pacientes con Cáncer Gástrico Hereditario Difuso asociado al gen E-Cadherina.
- Si presenta infección persistente de Helicobacter Pylori es una bacteria micro aerofílica gramnegativa, sin embargo, no todas las personas que son portadoras de la bacteria desarrollan cáncer.
- Anemia perniciosa se asocia con un riesgo de 4 a 6 veces mayor de contraer cáncer.
- También se vinculan los estratos socioeconómicos bajos.
- Etnia Afroamericana.
- Gastritis atrófica
- La enfermedad de Menetrier
- El síndrome de Peutz- Jeghers con hamartomas gástrico.
- Antecedente de gastrectomía parcial por lesiones benignas al menos 15 años antes, se asocia con un incremento del riesgo de cáncer en los bordes de los tejidos residuales de la misma y existe un incremento en la relación al realizar vagotomía con piloroplastía.
- Cánceres gástricos con inestabilidad micro satelital.
- La ingesta abundante de sal, alimentos con gran cantidad de grasa y proteínas animales especialmente ahumados, tocinos, nitritos, carbohidratos complejos, cereales en granos y tubérculos.

Fisiopatología:
Los procesos específicos involucrados en la carcinogénesis y la de

Homeostasis celular explica los procesos reguladores normales del crecimiento y reproducción celular. Las poblaciones celulares renovables deben efectuar 4 funciones:

- Proliferar con oportunidad y fidelidad apropiadas del contenido de DNA.
- Diferenciarse en un patrón compatible con la función normal del tejido.
- Involucionar de manera tal que las tasas de proliferación de involución guarden el equilibrio
- Reparar cualquier daño al DNA resultante de la exposición a mutágenos como radiación, toxinas, virus transformantes y cualquier factor de riesgo.

Un defecto de cualquier de estas funciones, puede causar la formación de un tumor.

El cáncer especialmente de estómago se disemina en el cuerpo de tres maneras a través del tejido, el sistema linfático y la sangre:

Tejido: desde donde comenzó y se extiende hacia las áreas cercanas.

Cuando el cáncer se disemina a otra parte del cuerpo, se llama metástasis. Las células cancerosas del estómago (tumor primario) se desprenden y se desplazan a través del sistema linfático o la sangre.

El cáncer penetra el sistema linfático, se desplaza a través de los vasos linfáticos, y forma un tumor (tumor metastásico) en otra parte del cuerpo.

El cáncer penetra la sangre, se desplaza a través de los vasos sanguíneos, y forma un tumor metastásico en otra parte del cuerpo.

El tumor metastásico es del mismo tipo de cáncer que el tumor primario. Por ejemplo, si el cáncer de estómago se disemina al hígado, las células cancerosas en el hígado en realidad son células del cáncer de estómago.

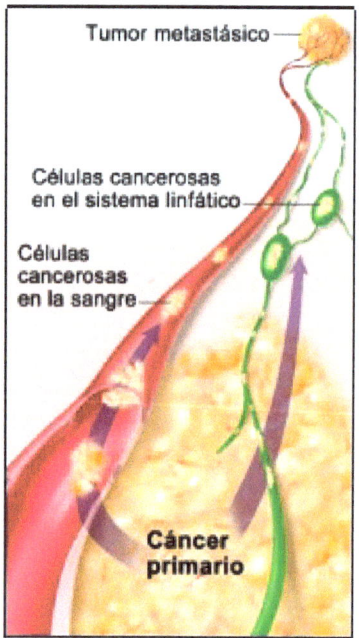

Figura 2 Diseminación del cáncer

Diagnóstico:
Suele presentarse en forma asintomática en las etapas iniciales al presentar leves dispepsias, por lo que es diagnosticado tardíamente debido a sintomatología alarmante como pérdida de peso, masa abdominal palpable, disfagia, hemorragia del tubo digestivo alto, anemia y vómitos persistentes, cuando ya presentan invasión a ganglios regionales y metástasis.

Generalidades del Cáncer

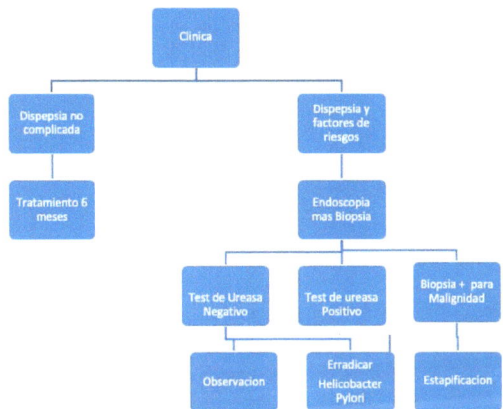

Figura 3 Evolución de la clínica del cáncer gástrico.

En el caso de que se produzca una combinación de las quejas que se indican a continuación, especialmente si son persistentes, debe considerarse la posibilidad de realizar exploraciones más en profundidad:

- Molestias o dolor abdominal
- Sensación de plenitud, incluso después de una comida escasa
- Acidez, indigestión, eructos y acidez
- Náuseas y/o vómitos, especialmente con sangre
- Hinchazón o acumulación de líquido en el abdomen
- Falta de apetito
- Pérdida de peso extrema sin razón aparente

Las pequeñas pérdidas de sangre por el estómago también pueden provocar anemia que a su vez produce cansancio y dificultad para respirar o falta de aliento.
El diagnóstico de cáncer de estómago se basa en las exploraciones que se indican a continuación:

1. Exploración médica. Se identifica en el abdomen toda hinchazón o dolor anómalos. Se explora principalmente que no haya ninguna hinchazón anómala por encima de la clavícula izquierda, que podría deberse a una diseminación del cáncer a los ganglios linfáticos.

2. Exploración endoscópica. El médico hace pasar un tubo delgado, flexible con emisor de luz denominado endoscopio por la garganta del paciente hasta el estómago para indagar endoscópicamente el tubo digestivo superior.

Observando el revestimiento del esófago, el estómago y la primera parte del intestino delgado. Si se observan zonas anómalas, pueden tomarse biopsias usando los instrumentos que se introducen por el endoscopio y se envía el histopatológico.

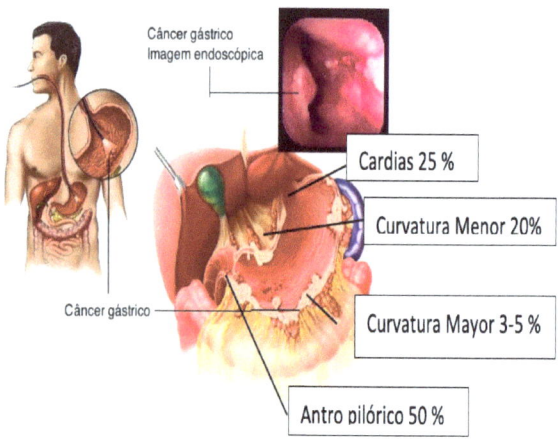

Figura 4 Localización de los tumores gástricos

Generalidades del Cáncer

Histopatologico:

El cáncer gástrico es un grupo heterogéneo de tumores de diferente histopatología, mecanismos y asociaciones patogénicas.

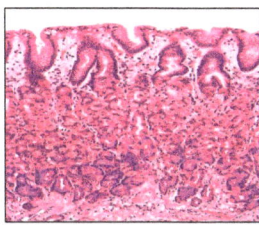

Figura 5: Micrografía
Mucosa Gástrica Normal.

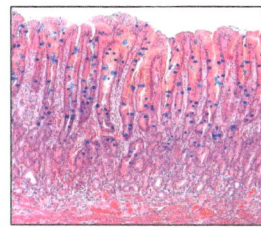

Figura 6: Mucosa de cuerpo gástrico con ATROFIA SEVERA.

Se observan en la Figura 5 un fragmento de la mucosa gástrica normal y en la figura 6 una mucosa con atrofia severa, la cual debería ser tratada a tiempo con la erradicación de Helicobacter Pylori que resultaría eficaz para prevenir la evolución y aparición de cáncer gástrico especificado en la figura 7.

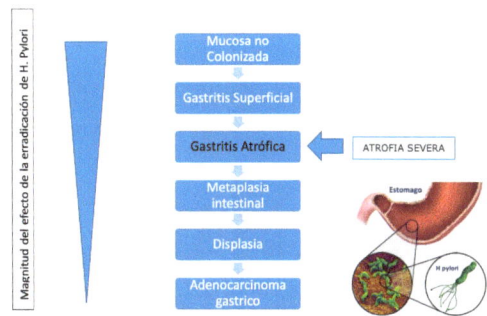

Figura 7 Secuencia de aparición del cáncer gástrico

47

Tipos de Cáncer de Estomago

Tumores Benignos

Son los adenomas o pólipos gástricos (tumores mucosos) que se pueden malignizar.

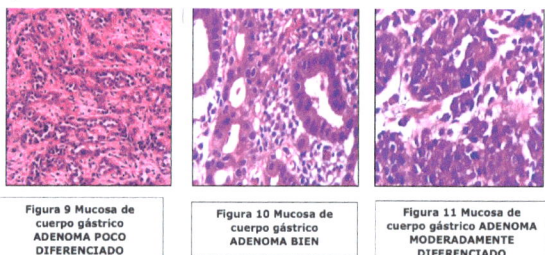

Figura 9 Mucosa de cuerpo gástrico **ADENOMA POCO DIFERENCIADO**

Figura 10 Mucosa de cuerpo gástrico **ADENOMA BIEN**

Figura 11 Mucosa de cuerpo gástrico ADENOMA **MODERADAMENTE DIFERENCIADO**

Tumores Malignos
Adenocarcinoma:

Es el más frecuente representa un 90%, se originan en las células que forman la capa más interna del estómago.

Hay dos subtipos histológicos de adenocarcinoma gástrico:

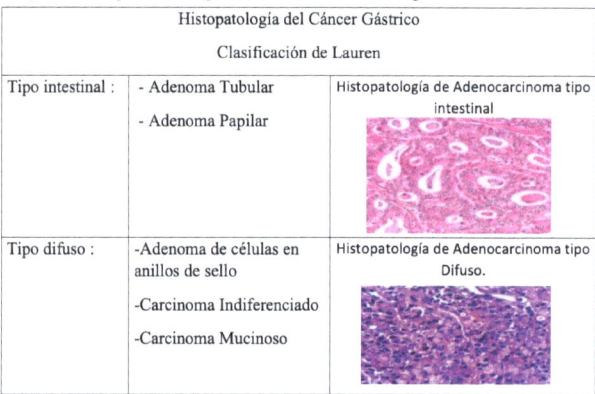

Histopatología del Cáncer Gástrico		
Clasificación de Lauren		
Tipo intestinal :	- Adenoma Tubular - Adenoma Papilar	Histopatología de Adenocarcinoma tipo intestinal
Tipo difuso :	-Adenoma de células en anillos de sello -Carcinoma Indiferenciado -Carcinoma Mucinoso	Histopatología de Adenocarcinoma tipo Difuso.

Tabla: 1 Clasificación del Adenocarcinoma Gástrico. Amir 2018

Neoplasias menos frecuentes:
Linfomas:
Tumores del Estroma Gastrointestinal: Son pocos comunes se originan en formas muy tempranas de células de la pared del estómago llamadas células intersticiales de Cajal.

Aunque los tumores estromales gastrointestinales se pueden encontrar en cualquier lugar del tracto digestivo, especialmente se desarrollan en el estómago.

Tumores carcinoides o neuroendocrinos: se originan de células productoras nerviosas o endocrinas del estómago.

Otros tipos de cáncer como carcinoma de células escamosas, el carcinoma de células pequeñas y el leiomiosarcoma, también pueden originarse en el estómago, pero son poco frecuentes.

Es posible que se usen las siguientes pruebas y procedimientos durante el proceso de estatificación:

Ecografía endoscópica o endoecografía. (EE): procedimiento que se introduce un endoscopio en el cuerpo, a través de la boca o el recto. Los ecos forman una imagen de los tejidos del cuerpo que se llama ecograma observando anormalidades especialmente alrededor del estómago y la cadena ganglionar afectada.

Tomografía computarizada (TC): procedimiento en el que se toma una serie de imágenes detalladas de áreas del interior del cuerpo, como el tórax, el abdomen o la pelvis, desde ángulos diferentes. Se inyecta un tinte en una vena o se ingiere a fin de que los órganos, los tejidos normales y anormales se destaquen de forma más clara para interpretar un diagnóstico más concreto.

Tomografía por emisión de positrones (TEP):
procedimiento para encontrar células de tumores malignos en el cuerpo. Se administra vía intravenosa, una cantidad pequeña de glucosa (azúcar) radiactiva. El escáner de la TEP rota alrededor del cuerpo y crea una imagen de los lugares que usan la glucosa. Las células del tumor maligno se ven más brillantes en la imagen en todo el cuerpo ayudándonos a la estatificación del cáncer porque son

más activas y absorben más glucosa que las células normales.

Imágenes por resonancia magnética (IRM) con gadolinio:
procedimiento para el que se usa un imán, ondas de radio y una computadora a fin de crear una serie de imágenes detalladas de áreas del interior del cuerpo. Se inyecta en una vena una sustancia que se llama gadolinio. El gadolinio se acumula alrededor de las células cancerosas y las hace aparecer más brillantes en la imagen y nos ayuda a descartar metástasis principalmente

Estadios del cáncer de estómago:
Después de diagnosticar el cáncer de estómago, se hacen pruebas para determinar si las células cancerosas se diseminaron dentro del estómago a otras partes del cuerpo.

T	Tx	Tumor primario no evaluable.
	To	Sin evidencia de Tumor
	Tis	Carcinoma in Situ (Sin invasión de lámina propia)
	T1	Tumor que invade la lámina propia, muscular de la mucosa o submucosa
		T1 a Invasión de la lámina propia, o muscula de la mucosa.
		T1 b Invasión de submucosa.
	T2	Invasión de muscular propia
	T3	Invasión hasta subserosa
	T4	Invasión de peritoneo visceral
		T4a invasión de peritoneo visceral
		T4b invasión de estructuras vecinas.
N	Nx	Compromiso ganglionar linfático no evaluable
	No	Sin metástasis ganglionar linfática
	N1	Metástasis en 1 o 2 ganglios linfáticos
	N2	Metástasis en 3 a 6 ganglios linfáticos
	N3	Metástasis en 7 o más ganglios linfáticos
		N3a Metástasis en 7 a 15 ganglios linfáticos
		N3b Metástasis en 16 o más ganglios linfáticos.
M	Mo	Sin metástasis a distancia.
R	M1	Metástasis a distancia
		Tumor residual post cirugía
	C	Estadificacion anatomo patológica
	P	Terapia multimodal o neoadyuvancia
	Y	Y C: Estadificacion preoperatorio luego de neoadyuvancia.
		Y P: Estadificacion después de neoadyuvancia y cirugía

Tabla 2: Sistema de Estadificación TNM para cáncer Gástrico. La combinación de TN y M determina el Estadio

Se usa el sistema de estatificación con la combinación de TNM y luego se clasifica el Estadio de la enfermedad.

Luego se determina el estadio para su posterior tratamiento:
Estadio 0 (carcinoma in situ)
Estadio I
Estadio II
Estadio III
Estadio IV

Estadio 0 (carcinoma in situ): Se desarrollan células anormales capa más interna de la mucosa de la pared del estómago.

Estadio I: Se divide en estadios
- IA: El cáncer se encuentra en la capa más interna de la pared de la mucosa y es posible que se haya diseminado a la submucosa.
- IB: El cáncer progreso en la capa interna la mucosa, la submucosa, y a 1 o 2 ganglios linfáticos cercanos

Estadio II:
- IIA: Se disemino desde la mucosa, submucosa, capa muscular de la pared del estómago y de 3 a 6 ganglios.
- IIB: El cáncer invade desde la mucosa hasta la capa del músculo de la pared del estómago involucrando la serosa y en algunos casos desde 2 a 7 y de 7 a 15 ganglios linfáticos cercanos.

Estadio III
El cáncer de estómago en estadio III se divide:
- IIIA: Se disemina desde la capa del músculo de 7 a 15 ganglios, la subserosa de 3 a 6 ganglios y la serosa de 1 a 6 ganglios, además a algunos órganos cercanos como el bazo, el colon, el hígado, el diafragma, el páncreas, la pared del abdomen, la glándula suprarrenal, el riñón, el intestino delgado o parte posterior del abdomen.
- IIIB: Se disemina hasta la capa del músculo de la pared del estómago hasta 16 ganglios, la subserosa de 7 a 15 ganglios, además a algunos órganos

cercanos como el bazo, el colon, el hígado, el diafragma, el páncreas, la pared del abdomen, la glándula suprarrenal, el riñon, el intestino delgado o parte posterior del abdomen y además 1 a 6 ganglios linfáticos cercanos.
- IIIC: Se disemina además a algunos órganos cercanos como el bazo, el colon, el hígado, el diafragma, el páncreas, la pared del abdomen, la glándula suprarrenal, el riñón, el intestino delgado o parte posterior del abdomen y además a 7 ganglios linfáticos cercanos.

Estadio IV:
Se disemina a otras partes del cuerpo como los pulmones, el hígado, los ganglios linfáticos distantes y el tejido que reviste la pared del abdomen.
Cáncer recidivante: especialmente a hígado o a los ganglios linfáticos.

Tratamiento:
Hay diferentes tipos de tratamiento para los pacientes con cáncer de estómago, es importante saber el estadio con los métodos mencionados anteriormente para planificar el tratamiento.

Tipos de tratamiento:
Se usan siete tipos de tratamiento estándar:

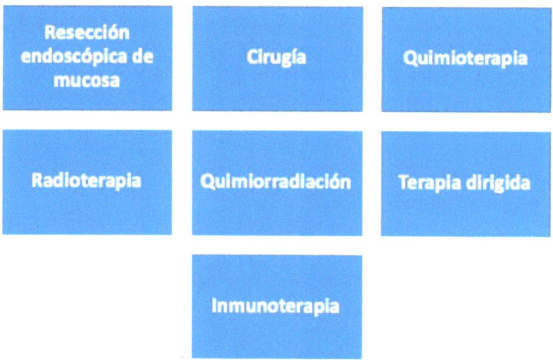

Figura 12 Tratamientos determinados para el Cáncer de Estómago.

Se usan siete tipos de tratamiento estándar:
Resección endoscópica de mucosa:
Estadio II y II
La resección endoscópica de la mucosa es un procedimiento sin cirugía en el que se usa un endoscopio para extirpar el cáncer en estadio temprano y los bultos precancerosos del revestimiento del tubo digestivo.

Un endoscopio es un instrumento delgado en forma de tubo, con una luz y una lente para observar. A veces tiene una herramienta para extraer bultos del revestimiento de tubo digestivo

Terapia láser endoluminal: procedimiento por el que se introduce en el cuerpo un endoscopio (tubo delgado con una luz) que tiene un láser. Un láser es un rayo de luz intensa que se puede usar como un cuchillo y resecar el tumor.

Cirugía:
Estadio III y IV
La cirugía es el tratamiento más común para todos los estadios del cáncer de estómago. Se utilizan los siguientes tipos de cirugía:

- **Gastrectomía subtotal:** extirpación de la parte del estómago que tiene cáncer, los ganglios linfáticos cercanos y parte de otros tejidos y órganos cercanos al tumor.

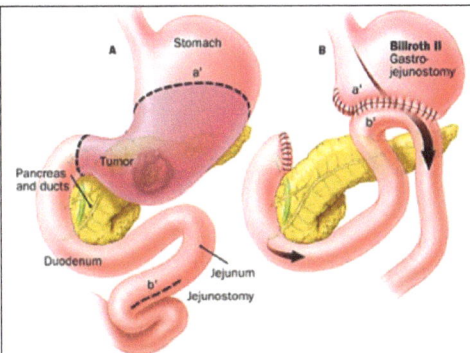

Figura 13 Gastro yeyunostomia. 2018, Teresa Winsiow

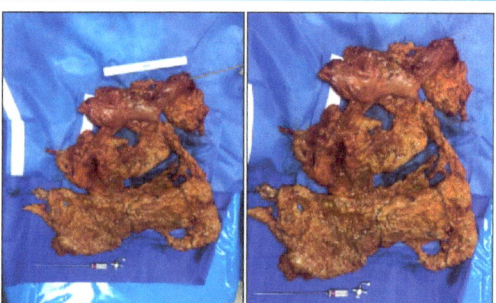

Figura 14 Paciente de 70 años de edad, Diagnostico Cáncer Gástrico. Cirugía Realizada: gastrectomía laparoscópica con anastomosis gastro yeyunal mas anastomosis en Y de Roux Subtotal, Hallazgos: en estómago se palpa masa en curvatura mayor más o menos 1.5 cm de diámetro, se observa ganglios retroperitoneales, y en epiplón mayor se realiza resección, no presencia de mets hepáticas, ni carcinomatosis, adherencias tipo ZULKHE III – IV 2019 JCalle

Gastrectomía total: extirpación de todo el estómago, los ganglios linfáticos cercanos y parte del esófago, el intestino delgado y otros tejidos cerca del tumor. El esófago se conecta con el intestino delgado para que el paciente pueda comer.

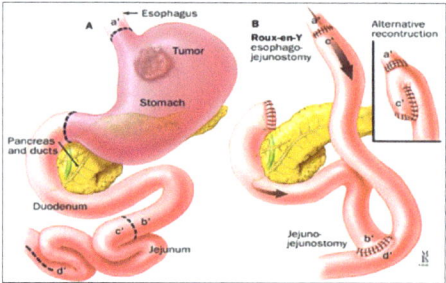

Figura 15   Esofago yeyunostomia 2018, Teresa Winsiow

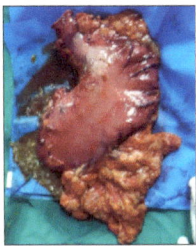 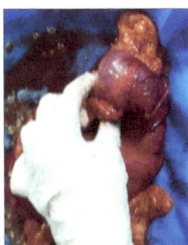

Figura 16 Paciente de 85 años de edad, Diagnóstico Cáncer Gástrico, 2019 J Calle
Cirugía Realizada: gastrectomía laparoscópica mas anastomosis en Y de Roux total, Hallazgos: Estomago de gran tamaño se palpa masa en curvatura menor cerca de unión gastroesofágica de más o menos 2.5 cm de diámetro mayor; no se observa ganglios retroperitoneales, ni en epiplón mayor ni en raíz de mesenterio, no presencia de mets hepáticas, ni carcinomatosis, adherencias tipo ZULKHE III - IV de epiplón mayor a lecho vesicular (colecistectomía previa), no presencia de líquido inflamatorio.

Quimioterapia:
Es un tratamiento donde se usan medicamentos para interrumpir la formación de células cancerosas destruyéndolas e impiden su multiplicación.

Se clasifica en tratamiento:

- Sistémico: cuando se administra vía oral e intravenosa.
- Regional: cuando se coloca en un órgano o cavidad corporal.
- Intraperitoneal: los medicamentos contra el cáncer se administran de manera directa a través de un tubo delgado en la cavidad peritoneal.
- Intraperitoneal hipertérmica: se usa durante la cirugía donde se extirpa la mayor cantidad posible del tejido tumoral y se coloca la quimioterapia tibia de manera directa en la cavidad peritoneal.

Radioterapia:
Es un tratamiento para el que se usan Rayos X de alta energía u otros tipos de radiación para destruir células cancerosas o impedir que se multipliquen.

Hay dos tipos de radioterapia.

Externa: Se usan maquinas que envía radiación hacia el cáncer desde el exterior del cuerpo.

Interna: Se usa una sustancia radioactiva sellada en agujas, semillas, alambres o catéteres que se colocan directamente en el cáncer y se administra según el tipo y el estadio del cáncer.

Quimio radiación:
Es la combinación de quimioterapia y radioterapia para aumentar los efectos en estas se administran después de la cirugía para disminuir el riesgo de que el cáncer vuelva se llama terapia adyuvante, o se utiliza antes de la cirugía para reducir el tamaño del tumor y se denomina terapia neo adyuvante en estadio IV especialmente.

Terapia dirigida:
Es un tipo de tratamiento que se utilizan medicamentos como anticuerpos monoclonales e inhibidores multicinasa u otras sustancias a fin de identificar y atacar las células cancerosas específicas.

Terapia con anticuerpos monoclonales:
Estos anticuerpos se adhieren a estas sustancias y destruyen células cancerosas, bloquean e impiden q se disemine administrándolos por infusión el trastuzumab ramucirumab que se utilizan solos o combinados y se utilizan en el Estadio IV .

Inhibidores multicinasa:
Es un medicamento micromolecular que atraviesa la membrana de la célula y dentro de las células cancerosas bloquean múltiples señales de proteínas que se necesitan para la replicación entre ellos tenemos el Regorafenib utilizado en el estadio IV.

Inmunoterapia:
Denominado terapia biológica se utiliza inhibidores de puntos de control inmunitario para combatir y restaurar las defensas naturales del cuerpo contra el cáncer.

BIBLIOGRAFÍA

1. Moore K. y A. Dalley, (2010), "Anatomía con Orientación Clínica", 5ta. Edición, Ed. Panamericana.
2. Herrera A. y M. Granados, (2012), "Manual de Oncología-Procedimientos médico quirúrgicos", 5ta. Edición, Ed. Mc Graw Hill.
3. Acuña, M. (2013) "Cáncer Gástrico", Oncología Guías Diagnósticas 2013, ED Hospital General de México.
4. Atlanta G, (2015), American Cáncer Society, Cancer Facts & Figures 2015. Ed American Society.
5. García C (2013), Actualización del Diagnóstico y tratamiento del Cáncer Gástrico, Rev.MEd.Clinica Condes.
6. Koh Tj, Wang TC,(2002) Tumors of the stomach, 7ma Ed. Filadelfia.
7. Gravalos C, Gonzales E (2017), Cáncer Gástrico, Sociedad Española de Oncología Medica.

4. LEUCEMIAS
Ana Belén Pachacama Barros

Introducción
Existes varios tipos de leucemias que pueden afectar a niños, adolescentes, adultos y adultos mayores, que en algunas ocasiones se diagnostica de forma incidental al hacerse un examen de rutina, o por signos y síntomas inespecíficos que presenta el paciente.

Cada tipo de leucemia presenta diferentes características, en este capítulo no se abordara el tema en detalle sino las generalidades más importantes y tomando en cuenta que este libro está dirigido para el paciente, solo debe ser tomado como una guía, recordando que en caso de ser necesario deberá acudir a un médico hematólogo especialista en el tema.

Definición:
Leucemia es un grupo de enfermedades hematológicas malignas que se originan en la medula ósea, afecta a las tres series hematopoyéticas, glóbulos blancos, glóbulos rojos y plaquetas, donde persisten formas inmaduras en forma de blastos.

Clasificación de la Leucemia.

Clasificación FAB (Francesa- Americana- Británica)
Fue creada por un grupo de franceses, americanos y británicos con el objetivo de clasificar la leucemia según del tipo de célula que se originaba la enfermedad y del grado de madurez que presentaba la célula en ese momento. En esta clasificación encontramos 9 subtipos diferentes, que van del M0 al M7[1].
M0 Leucemia mieolobástica aguda indiferenciada.
M1 Leucemia mieolobástica aguda con maduración mínima.
M2 Leucemia mieolobástica aguda con maduración.
M3 Leucemia promielocítica aguda (APL).
M4 Leucemia mielomonocítica aguda.
M4 Leucemia mielomonocítica aguda con eosinofilia.
M5 Leucemia monocítica aguda.
M6 Leucemia eritroide aguda.
M7 Leucemia megacarioblástica aguda.

Los subtipos que van del M0 al M5 comienzan con formas inmaduras de glóbulos blancos. La LAM M6 comienza con formas inmaduras de glóbulos rojos mientras que la M7 se inicia con formas inmaduras de plaquetas. [1]

Epidemiologia
Es importante a la hora de hablar sobre epidemiologia tomar en cuenta los datos locales de nuestro país, la información entregada en este capítulo pertenece al Registro Nacional de Tumores en el periodo 2011-2013 y a la Sociedad de Lucha Contra el Cáncer del Ecuador Iinstituto Oncológico Nacional "Dr. Juan Tanca Marengo" en Guayaquil.

En Quito en promedio se diagnosticaron 126 casos nuevos de cáncer en niños entre 0 y 19 años de edad, los tumores más frecuentes fueron leucemia 34%. [6]

En Guayaquil, la leucemia es la neoplasia más frecuente entre niños de 0 a 19 años, y de éstas la leucemia linfoblástica aguda (LLA) ocupando el primer lugar de frecuencia. [5]

La Leucemia Linfoblàstica Aguda se presenta mayormente en el sexo masculino, la mortalidad tiene una tendencia sostenida en el periodo analizado con una supervivencia del 49.6% para el periodo 2010-2014 (Concord-3). [5]

La Leucemia Mieloide (LM) representa el segundo tipo más frecuente de leucemia en la infancia; aunque no afecta en gran número de pacientes, es mucho más elevada la letalidad de esta entidad que la reportada por la LLA; en la ciudad de Guayaquil ésta ha tenido un comportamiento irregular en la presentación de casos en los últimos años, y se observa un incremento tanto en la incidencia y mortalidad en niñas. Con respecto al grupo etario, en la LLA durante el período 2005 – 2014, se observó que en ambos sexos entre 0–4 años de edad, se presenta el mayor número de casos con una tasa de 169,1 por millón de niños, seguido del grupo de 5-9 años, tal como en la casuística internacional. [5]

Síntomas

Los síntomas pueden ser inespecíficos.

Se pueden presentar infecciones sin causa, fiebre, sudoraciones nocturnas, como es común en la mayoría de neoplasias perdida de peso inexplicable, perdida del apetitp, malestar general acompañado de cansancio, epixtasis que es sangrado nasal, hematomas sin causa aparente, estos síntomas nos pueden indicar que algo no anda bien en nuestro organismo por eso es importante acudir a un médico calificado para que nos indique como podemos descartar que se trate de una leucemia.

Diagnóstico

Solo se puede llegar a un diagnostico por medio de pruebas de laboratorio una biometría nos indicara como se encuentran nuestras células sanguíneas, vamos a encontrar alterado nuestra línea celular, regularmente con anemia que es disminución de la hemoglobina y el hematocrito y trombocitopenia que es alteración en el número de plaquetas.

El recuento leucocitario total puede estar disminuido, normal o aumentado. Encontraremos blastos que son células sanguíneas inmaduras, se puede llegar al diagnóstico por la extensión sanguínea, pero siempre debe confirmarse por un examen de la médula ósea. En ocasiones, en el aspirado medular se obtienen un espécimen tan hipocelular que se requiere una biopsia con aguja. [7]

Debe incluirse la anemia aplásica en el diagnóstico diferencial de las pancitopenias graves, pero la biopsia de médula ósea debe ser definitiva. [7]

Pronóstico

Antes de que se dispusiera de tratamiento el paciente sobrevivía como promedio unos 4 meses tras el diagnóstico. El objetivo debe ser la curación de los diferentes tipos de leucemias. [7]

Las tasas de supervivencia de todos han mejorado dramáticamente desde la década de 1980, estimando aproximadamente un 85 por ciento de mejoría. [4]

Su atención genera un alto costo familiar, social y económico; en países desarrollados la mortalidad es baja, con una supervivencia superior al 80%. [5]

Tratamiento
El diagnóstico y la evaluación de los detalles clínicos y analíticos, que determinan la correcta elección de las medidas terapéuticas en un paciente con leucemia aguda, debe hacerse en unidades especializadas, con prontitud y mediante una acción sincronizada entre las medidas de soporte y el tratamiento citotóxico antileucémico. [7]

BIBLIOGRAFÍA

1. *Hospital Universitario Fundación Jiménez Díaz, Oncohealth Institute. 2019. Recuperado 1 de octubre del 2019: http://www.oncohealth.eu/es/asistencia/areas-funcionales/area-neoplasias-hematologicas/leucemias/leucemia-aguda-mielodie/clasificacion-lam*
2. *Daniel Ernst. Enero 2018. Sobre la incidencia y mortalidad de las leucemias. Recuperado 10 de octubre del 2019: https://medium.com/@dmernst/sobre-la-incidencia-y-mortalidad-de-las-leucemias-e9ca02c511ef*
3. *MedlinePlus. (19 de Enero del 2018). Recuperado el 10 de octubre del 2019. https://medlineplus.gov/spanish/ency/article/001299.htm*
4. *María de los Ángeles Vélez Jiménez (Febrero 2017). Estado nutricional y evolución de leucemia linfoblástica en niños de Solca Quito periodo enero 2009 a diciembre 2014. Recuperado 12 de Octubre del 2019: http://www.dspace.uce.edu.ec/bitstream/25000/11140/1/T-UCE-0006-008-2017.pdf*
5. *SOCIEDAD DE LUCHA CONTRA EL CÁNCER DEL ECUADOR INSTITUTO ONCOLÓGICO NACIONAL "DR. JUAN TANCA MARENGO" (Periodo 2005-2014). Recuperado el 15 de Octubre del 2019: http://www.estadisticas.med.ec/Publicaciones/2%20Boletin%20Epi%20Leucemias%20infantil%20de%200-19.pdf*
6. *Registro Nacional de tumores. Incidencia del cáncer en Quito (2011-2013) (3 de Octubre 2017). Recuperado el 15 de Octubre del 2019) : https://issuu.com/solcaquito/docs/rnt_2010_2013*
7. *José Antonio Lozano. Oncología. Leucemias agudas. Vol.21. Num.6. Páginas 117-122(junio2002). Recuperado 15 de octubre del 2019: https://www.elsevier.es/es-revista-offarm-4-articulo-oncologia-leucemias-agudas-13033517*

5. LINFOMA NO HODGKIN
Grace Nathaly Quezada Haro

Introducción

El linfoma no Hodgkin (LNH) comprende una asociación de enfermedades relacionadas entre sí; que son diversas neoplasias de origen linfoide como consecuencia de una gran explosión clonal de una u otra línea linfocítica debido a procesos patogénicos diferentes (linfocitos T o B y raramente células NK); a diferencia de las leucemias en que el desarrollo oncogénico ocurre en las etapas extramedulares del desarrollo linfocitario. Este tipo de linfoma son más frecuentes en edades entre los 45 a 55 años; pero existe una rara incidencia en la infancia, con lesiones extranodales, más agresivo, con una tasa de curación del 70% al 90%.

Con base en los registros de la Organización Mundial de la Salud (OMS), Globocan 2002 la tasa de incidencia mundial de LNH en hombres fue 5.6/100,000 y la tasa de mortalidad de 3.2/100,000. En mujeres las tasas de incidencia y mortalidades mundiales fueron menores con un 2,4/100,000 (Juan R. Labardini Méndez, Eduardo Cervera Ceballos, Carmen Corrales Alfaro, Micaela Balbuena Martínez, 2008). Pero en Ecuador la tasa de incidencia en Quito ha ido aumentando con el 10.6/100,000 en hombres y de 10,2/100.000 en mujeres en el 2006, pero para el 2010 la tasa de incidencia anual por LNH es de 15/100,000 en hombres y de 12,9/100,000 en mujeres, con un promedio de muertes de 43 y 40, entre hombres y mujeres respectivamente. (Patricia Cueva y José Yepez, 2014).

En la mayoría de los casos de linfoma no Hodgkin es de origen desconocido; algunos se encuentran asociados a infecciones virales (tales como: hepatitis C, Epstein-Barr, virus humano T); inmunodeficiencias constitucionales (síndrome Purtilo) o postrasplantes de órganos; pero sobretodo la inmunosupresión es el factor de riesgo más elevado claramente.

La diferenciación del tejido linfoide existe en dos tipos: central (médula ósea y timo) y periférica (sangre, bazo, nódulos linfáticos, en mucosas); pero los linfomas malignos se derivan de los linfocitos B (Residente, 2013), en todas las etapas de diferenciación. (Cuadro 1)

Cuadro I. Desarrollo de células B y linfomas derivados correspondientes en cada etapa

	Células B	Genes de Inmunoglobulinas	Mutaciones somáticas	Proteína de inmunoglobulina	Marcador	Linfoma correspondiente	Tejidos afectados
Antígeno extranjero independiente	Células madre	Línea germinal	Ninguna	Ninguna	CD34		Médula ósea
	Pro células B	Línea germinal	Ninguna	Ninguna	CD19, CD 79a, BSAP, CD34, CD10, TdT	B-LBL/ALL	
	Pre células B	Reordenamiento IgH, cadena g (citoplasma)	Ninguna	IgG	CD19, CD45R, CD79a, BSAP, CD34, CD10, TdT		
	Células B inmaduras	IgL- IgH reordenamiento, IgM (membrana)	Ninguna	IgM (membrana)	CD19, CD20, CD45R, CD79a, CD10, BSAP		
Antígeno extranjero dependiente	Células B maduras	IgL- IgH reordenamiento, IgM e IgD (membrana)	Ninguna	IgM-IgD	CD19, CD20, CD45r, CD79a, BSAP, CD5	Leucemia linfocítica crónica, linfoma B de células del manto	Tejidos linfoides periféricos
	Centro germinal (centroblástico y centrocítico)	IgL- IgH reordenamiento, cambio de clase	Introducción de mutaciones somáticas	Inmunoglobulina (mínima o ausente)	CD19, CD20, CD45R, CD79a, BSAP, CD10, BCL6	Linfoma de Burkitt, linfoma de células foliculares, linfoma difuso de células grandes B	
	Células B de memoria	IgL- IgH reordenamiento	Mutaciones somáticas	IgM	CD19, CD20, CD45R, CD79a, BSAP	Linfoma de zona marginal, leucemia linfocítica crónica	
Terminal diferencial	Células plasmática	IgL- IgH reordenamiento	Mutaciones somáticas	IgG>IgA>IgD	CD38, Vs38c, MUM-1CD138	Plasmocitoma-mieloma	

Abreviaturas: ALL = Leucemia linfoblástica aguda. B-LBL = Leucemia linfoblástica B.
Adaptado de: Harris NL, Stein H, Coupland SE et al. Nuevos enfoques para el diagnóstico del linfoma. Hematología 2001: 194-220
El Residente. 2013; 8 (1): 23-34

El genoma de las células de linfoma es relativamente estable y, como ocurre en otros cánceres humanos, también incluyen la activación de proto-oncogenes e interrupción de genes supresores de tumores y esta situación es debida a las traslocaciones cromosómicas. (Cuadro II) (Residente, 2013).

Cuadro II. Translocaciones cromosómicas del linfoma no Hodgkin (LNH)

Tipo de LNH histológicamente	Translocaciones observadas	Casos afectados	Protooncogenes involucrados	Mecanismos de activación de los protooncogenes	Función de los protooncogenes
Linfoma linfoplasmódico	t(9;14)(p13;q32)	50,00 %	PAX5	Desregulación transcripcional	Factor de transcripción que regula la proliferación de células B y la diferenciación
Linfoma folicular	t(14;18)(q32;q21) t(2;18)(p11;q21) t(18;22))(q21;q11)	80-90%	BCL2	Desregulación transcripcional	Regulador negativo de la apoptosis
Linfoma de células del manto	t(11;14)(q13;q32)	70,00 %	BCL1-Ciclina D1	Desregulación transcripcional	Regulador del ciclo celular
Linfoma MALT	t(11;18)(q21;q21) t(1;14)(p22;q32)	50,00 % Raro	API2-MLT, BCL10	Proteína de fusión	Antiapoptosis Antiapoptosis
Linfoma difuso de células B grandes	der(3)(q27)	35,00 %	BCL6	Desregulación transcripcional	Represor transcripcional
Linfoma Burkitt	t(8;14)(q24;q32) t(2;8)(p11;q24) t(8;22)(q24;q11)	80,00 % 15,00 % 5,00 %	C-MYC	Desregulación transcripcional	Factor de transcripción que regula la proliferación y el crecimiento
Linfoma anaplásico de células T	t(2;5)(p23;q35)	60% adultos, 85% en niños	NPM-ALK	Proteína de fusión	ALK es una tirosincinasa

Adaptado de: Harris NL, Stein H, Coupland SE et al. Nuevos enfoques para el diagnóstico del linfoma. Hematología 2001: 194-220
El Residente. 2013; 8 (1): 23-34

Clasificación

Actualmente la Organización Mundial de la Salud ha clasificado a los tumores de los tejidos hematopoyéticos y linfoides en su cuarta edición (Lyon, Francia 2008) (Cuadro III)

Generalidades del Cáncer

Cuadro III. Clasificación Neoplasias Linfoides OMS 2008	
Neoplasias de precursores linfoides	
Leucemia/linfoma linfoblástico B	
Leucemia/linfoma linfoblástico B no especificado en otra categoría	
Leucemia/linfoma linfoblástico B con t/9;22)(q34;q11.2);BCR,ABL1	
Leucemia/linfoma linfoblástico B con t(11q23);rearreglo MLL	
Leucemia/linfoma linfoblástico B con t(12;21)(p23q22) TEL-AML1 (ETV6-RUNTX1)	
Leucemia/linfoma linfoblástico B con hiperdiploidia	
Leucemia/linfoma linfoblástico B con hipodiploidia	
Leucemia/linfoma linfoblástico B con t(5;14)(q31;q32); IL3-IGH	
Leucemia/linfoma linfoblástico B con t(1;19)(q23;q13.3) E2A-PBX1(TCF3-PBX1)	
Leucemia/linfoma linfoblástico B con anormalidades genéticas recurrentes	
Leucemia/linfoma linfoblástico T	
Neoplasias de células B maduras	
Leucemia linfocítica crónica/linfoma de linfocitos pequeños	
Leucemia prolinfocítica de células B	
Linfoma de la zona marginal esplénica	
Leucemia de células peludas	
Linfoma/leucemia esplénico de células B, inclasificable	Linfoma esplénico difuso de células B de la pulpa roja
	Leucemia de células peludas - variante
Linfoma linfoplasmacítico	Macroglobulinemia de Waldenstrom
Enfermedad de cadenas pesadas	Enfermedad de cadenas pesadas alfa
	Enfermedad de cadenas pesadas gamma
	Enfermedad de cadenas pesadas mu
Mieloma de células plasmáticas	
Plasmacitoma solitario de hueso	
Plasmacitoma extraóseo	
Linfoma de la zona marginal extranodal de tejido linfoide asociado a mucosa (linfoma MALT)	
Linfoma de la zona marginal nodal	Linfoma de la zona marginal nodal pediátrico
Linfoma folicular	Linfoma folicular pediátrico
Linfoma primario cutáneo del centro folicular	
Linfoma de las células del manto	
Linfoma difuso de células grandes B	Rico en células T/histiocitos
	Primario de sistema nervioso central
	Primario cutáneo, tipo pierna
	Del anciano ECV positivo
LDCGB asociado con inflamación crónica	
Granulomatosis linfomatoide	
Linfoma de células grandes B primario mediastinal (tímico)	
Linfoma de células grandes B intravascular	
Linfoma de células grandes B ALK positivo	
Linfoma plasmablástico	
Linfoma de células grandes B derivado de enfermedad de	Linfoma primario en efaciones
Castleman multicéntrica asociada a HHV8	Linfoma de Burkitt
	Linfoma de células B, inclasificable, con características intermedias entre el LDCG B y el linfoma de Burkitt
Linfoma de células B, inclasificable, con características intermedias entre el LDCG B y el linfoma de Hodgkin clásico	
Neoplasias de células maduras T y NK	
Leucemia prolinfocítica de células T	
Leucemia linfocítica de células T grandes granulares	
Enfermedad linfoproliferativa crónica de células NK	
Leucemia de células NK agresiva	
Enfermedad linfoproliferativa sistémica EBV positiva de células del niño	
Linfoma tipo Hydroa vacciniforme	
Leucemia/linfoma de células T del adulto	
Linfoma de células NK/T extranodalm tipo nasal	
Linfoma de células t asociado a enteropatía	
Linfoma de células T hepatoesplénico	
Linfoma de células T tipo paniculitis subcutánea	

Micosis fungoides	
Síndrome de Sezary	
Enfermedades linfoproliferativas primarias cutáneas de células T CD30 positivas	Papulosis linfomatoide
	Linfoma primario cutáneo de células grandes anaplásico
Linfoma primario cutáneo de células T gamma-delta	
Linfoma primario cutáneo de células T agresivo epidermotrópico citotóxico CD8 positivo	
Linfoma primario cutáneo de células T pequeñas/medianas CD4 positivo	
Linfoma de células T periférico sin otras especificaciones	
Linfoma de células T angioinmunoblástico	
Linfoma de células grandes anaplásico, ALK positivo	
Linfoma de células grandes anaplásico, ALK negativo	
Linfoma Hodgkin	
Enfermedades linfoproliferativas asociadas a inmunodeficiencia	
Enfermedades linfoproliferativas asociadas a enfermedades primarias inmunes	
Linfomas asociados a la infección por VIH	
Enfermedades linfoproliferativas postrasplante	
Lesiones tempranas	Hiperplasia plasmocítica y enfermedad linfoproliferativa postrasplante tipo mononucleosis infecciosa
	Enfermedad linfoproliferativa postrasplante polimórfica
	Enfermedad linfoproliferativa postrasplante monomórfica (tipos de células B y T/ NK)
	Linfoma Hodgkin clásico tipo enfermedad linfoproliferativa postrasplante
Otras enfermedades linfoproliferativas asociadas a inmunodeficiencia iatrogénica	

(Juan R. Labardini Méndez, Eduardo Cervera Ceballos, Carmen Corrales Alfaro, Micaela Balbuena Martínez, 2008)

Existe otro tipo de clasificación según el grado de severidad

Linfomas de Bajo Grado
- Linfoma linfocítico de células pequeñas, constituye el 10% de LNH, no posee arquitectura folicular, con afectación del 75% en personas de raza negra, y alrededor de los 40 años aproximadamente. Su origen es en las células B y las células neoplásicas pan-B CD19; raramente presenta mitosis y con escasa o nula atipia celular; se confunde con leucemia linfoide crónica debido a que las células neoplásicas se encuentran en el torrente sanguíneo. (Víctor Hugo Jirnénez-Zepeda, 2008)
- Linfomas foliculares: De agrupación nodular, constituye el 11% de linfomas en personas de raza blanca, con una incidencia de 1.3 – 1.5 por 100,000 en hombres de edades superiores a 30 años. La subclase mixta del linfoma afecta al 5% de personas de raza negra, con una incidencia de 7 a 1 por 100,000, en ambos sexos. Presenta adenopatías no dolorosas generalizadas mayoritariamente, aunque puede existir afectación extraganglionar, la más frecuente es medular, su pronóstico de vida es de 7 a 9 años aproximadamente. (Beatriz Albarrán, 2017)

Los linfomas floculares son linfomas de células B monoclonales que expresan sólo una cadena ligera (kappa) y una o más cadenas pesadas, siendo más común IgM con o sin IgD. Pueden progresar a un crecimiento difuso con pérdida de un receptor de complemento, se ha postulado que el receptor C3 actúa como puente molecular para transformar las células en nódulos, usualmente son positivos al antígeno ALL (CALLA) con J5, pero no expresan el antígeno p65. Además presenta exceso clonal en sangre periférica, donde circulan células que derivan de la clona neoplásica. (Víctor Hugo Jirnénez-Zepeda, 2008)

Linfoma de grado intermedio
- Linfoma folicular con predominio de células grandes: constituye el 2.6% de los LNH, es muy raro; son células grandes con núcleos hendidos, abundantes mitosis con proliferación hacia linfomas difusos, de muy mal pronóstico.
- Linfoma difuso de células pequeñas hendidas: se manifiesta entre los 35 y 39 años de edad, en raza blanca y con una incidencia de 2/100,000; son células de un tamaño un poco mayor que un linfocito, con núcleo irregular hendido y con presencia de nucléolos con cromatina gruesa; se encuentra prioritariamente en lugares de Europa, sobre todo en Italia.
- Linfoma de la zona del manto: se trata de una variedad de linfoma difuso de células pequeñas y hendidas; es un linfoma de células B; existen dos clasificaciones para esta entidad, la clasificación Europea la divide en: 1) nodular con centros germinales residuales; 2) nodular sin centros germinales residuales; 3) nodular sin centros germinales residuales y patrón folicular primario y 4) difuso con o sin centros germinales residuales. En cambio la clasificación de Anderson lo divide en a) MCL de zona (25% de los casos); b) MCL nodular (13% de los casos) y c) MCL difuso (61% de los casos). Es de peor pronóstico y el tratamiento incluye antraciclinas y transplante de médula ósea. (Víctor Hugo Jirnénez-Zepeda, 2008) (Beatriz Albarrán, 2017)
- Linfoma difuso de células mixtas: Se encuentra formado por células hendidas pequeñas y grandes alternadas, que presentan o no

hendiduras; las de mayor tamaño tienen un tamaño irregular, con cromatina nuclear dispersa. Las de menor tamaño son cuatro veces más grandes que los linfocitos normales, con un núcleo redondo u oval y abundante mitosis.
- Linfoma difuso de células grandes: es más común en pacientes con SIDA, con una incidencia de 2.8 a 3.5 por 100,000, se desarrolla en personas de raza negra, sobre todo en varones alrededor de los 50 años de edad; morfológicamente es muy similar a la variante difusa mixta, con citoplasma abundante, cromatina nuclear dispersa y nucléolos basófilos. (Víctor Hugo Jirnénez-Zepeda, 2008)
- Linfoma de alto grado
- Linfoma inmunoblástico de células grandes: provienen de células T, intratímicas e inmaduras, con alto grado de mitosis; en ocasiones son de aspecto plasmocitoide, por esto a veces se les consideran como inmunoblastos B. Son cinco veces más grandes que los linfocitos pequeños, con núcleos grandes (vesiculosos), citoplasma anfófilo y pironinófilo (acumulación de RNA en el citoplasma); también existen células con núcleos grandes multilobulados o núcleos redondos. (Residente, 2013)
- Linfoma linfoblástico: es muy similar a la leucemia linfoblástica aguda de células T; su predominio es en adolescentes y adultos jóvenes, constituyen el 40% de los linfomas infantiles, de origen tímico y expresan oxinucleotidil transferasa terminal. Son de gran tamaño, citoplasma escaso, su cromatina esta finamente distribuida con nucléolos ausentes. (Beatriz Albarrán, 2017)
- Linfoma de Burkitt: endémico de Africa, pero aparece en otras áreas; se encuentran formados por sábanas de células monótonas, de 10 a 25 mcm. Con núcleos redondos u ovales que contienen nucléolos prominentes. (Víctor Hugo Jirnénez-Zepeda, 2008)
- Linfomas cutáneos de células T: afecta a personas de edad avanzada, con un promedio de 52 años de edad, por igual etnia. La micosis fungoide se caracteriza por una fase inflamatoria premicótica que progresa a una fase de placas. Histológicamente existe infiltración de la epidermis y dermis superior por células T neoplásicas que tienen núcleos cerebriformes. En la mayoría de los pacientes con enfermedad

progresiva, acaban por aparecer manifestaciones extracutáneas, secundarias a la diseminación ganglionar y visceral. En cambio el síndrome de Sézary se encuentra relacionado con la micosis fungoide, en que se manifiesta como una eritroderma exfoliativa, pero estas lesiones cutáneas raramente progresan a tumefacciones; ambas entidades son causadas por proliferación clonal de linfocitos CD4 postímicos. Con un pronóstico de 8 a 9 años. (Víctor Hugo Jirnénez-Zepeda, 2008)
- Leucemia/linfoma de células T del adulto: se encuentra asociado con HTLV-1. Es endémica en el sur de Japón y en el Caribe. Su clínica es por lesiones cutáneas, adenopatías generalizadas, hepatoesplenomegalia, hipercalcemia y leucocitos elevados con linfocitos multilobulados (Víctor Hugo Jirnénez-Zepeda, 2008).
- Linfadenopatía angioinmunoblástica: se presenta en adultos mayores, con linfadenopatías generalizadas, hepatoesplenomegalia, rash cutáneo, Coombs positivo, hipergamaglobulinemia.

Estadificación

Se utilizan los resultados de exámenes físicos, imagenología y pruebas complementarias para con precisión conocer la extensión de la enfermedad. (Tabla 1)

Exámenes imagenológicos: permite evaluar la ubicación y distribución ganglionar; órganos afectados; masas tumorales muy grandes en diversas zonas. Son de mayor importancia tanto para la estadificación como el manejo del linfoma no Hodgkin. (James O. Armitage, 2018)

Radiografía de tórax

Tomografía computarizada: Se realizan exámenes del cuello, tórax, abdomen y pelvis (todas las áreas en las que existen ganglios linfáticos). Puede ubicar el sitio del linfoma y medir su tamaño con mayor precisión.

Tomografía por emisión de positrones con fluorodesoxiglucosa (FDG-PET): produce una imagen tridimensional de los procesos funcionales del cuerpo; se utiliza una pequeña cantidad de líquido radiactivo (fluorodesoxiglucosa), en donde se evidencia las diferencias entre tejido sano y patológico (absorben mayor cantidad del contraste). (James O. Armitage, 2018).

Tomografía por emisión de positrones combinada con tomografía computarizada (PET-CT). Es la combinación de la tomografía computarizada con la de emisión de positrones; las cuales se realizan al mismo tiempo y con el mismo artefacto. Aporta mayor precisión de la ubicación de la neoplasia en el cuerpo. Esta prueba es la más utilizada tanto para la estadificación como para la aplicación de la radioterapia y evaluar la respuesta al tratamiento. (James O. Armitage, 2018)

Pruebas de sangre
Determina si existen células de linfoma en el torrente sanguíneo; comprueba la presencia de indicadores de la gravedad de la enfermedad; evalúa las funciones renales y hepáticas; mide niveles de los marcadores biológicos para indicador de pronóstico (Cuadro IV). (James O. Armitage, 2018)

Cuadro IV. Estudios recomendados para estadificación

Estudios de laboratorio	Estudios de imagen
Biometría hemática	TC de cuello, tórax, abdomen y pelvis preferentemente
Química sanguínea de 4 elementos: Glucosa, Creatinina, Urea y Ácido Úrico	PET CT
Pruebas de función hepática: TGO, TGP, GGT, Bilirrubinas, 24 hrs en caso de falla renal	Postratamiento es el estudio de elección para valorar la respuesta
Depuración de creatinina	Resonancia Magnética en linfomas de órbita, SNC, Sinonasal, afección de raíces nerviosas o médula espinal
Deshidrogenasa láctica	Determinación de FEV1. Ecocardiograma o MUGA en pacientes candidatos a recibir antracíclicos
Beta 2 microglobulina	Endoscopía en casos especiales (nasofaringe, laringe, aparato digestivo, aparato respiratorio, linfoma del Manto, en varones homosexuales VIH positivos es conveniente realizar rectosigmoidoscopia
Perfil viral: Hepatitis B y C y VIH	
Gonadotropina coriónica humana o prueba rápida en orina en mujeres en edad fértil	
Aspirado o biopsia de hueso con inmunofenotipo	
Cariotipo por bandeo o FISH	
Punción lumbar en casos de localización en: Gonadal, Mama, Epidural, Sinonasal, Intraocular, Leucemia linfoblástica, Burkitt, Cabeza y cuello, Tres sitios extra ganglionares, Con infiltración a MO, Asociado a VIH	
(Juan R. Labardini Méndez, Eduardo Cervera Ceballos, Carmen Corrales Alfaro, Micaela Balbuena Martínez, 2008)	

Tabla 1 Etapas y categorías del linfoma no Hodgkin

Etapa I
I: afectación de una región de ganglios linfáticos (por ejemplo, las amígdalas)
IE: afectación de un órgano o área fuera de los ganglios linfáticos

Etapa II
II: afectación de dos o más regiones de ganglios linfáticos, y ambas están por arriba o por debajo del diafragma
IIE: afectación de uno o más grupos de ganglios linfáticos por arriba o por debajo del diafragma, y fuera de los ganglios linfáticos en un órgano o área del mismo lado del diafragma en el que se encuentran los ganglios linfáticos afectados

Etapa II
III: afectación de regiones de ganglios linfáticos por arriba y por debajo
IIIE: afectación de grupos de ganglios linfáticos por arriba y por debajo del diafragma y fuera de los ganglios linfáticos en un órgano o área cercanos
IIIS: afectación de grupos de ganglios linfáticos por arriba y por debajo del diafragma y en el bazo
IIIE+S: afectación de grupos de ganglios linfáticos por arriba y por debajo del diafragma, fuera de los ganglios linfáticos en un órgano o área cercanos y en el bazo

Etapa IV
Afectación de uno o más órganos que no forman parte de un área
Afectación de un órgano que no forma parte de un área linfática y de órganos o ganglios linfáticos distantes de ese órgano
O puede haber:
Afectación del hígado, médula ósea, líquido cefalorraquídeo o pulmones

Categorías

E: la E corresponde a extraganglionar ("extranodal", en inglés) y significa

S: la S corresponde a "spleen" (bazo) y significa que el linfoma se encuentra en este órgano.
X: la X indica "bulky disease" (enfermedad con gran masa tumoral). Esta es una masa ganglionar cuyo tamaño mayor suele ser superior a 10 cm o más de un tercio del diámetro del pecho, según la radiografía.

(James O. Armitage, 2018)

Diagnóstico

Existe el diagnóstico clínico que se basa en la aparición de fiebre, diaforesis, pérdida de peso, síndrome infiltrativo(adenopatías, esplenomegalia, hepatomegalia); la mayoría se presenta con adenopatías de crecimiento progresivo, indoloras, cervicales, axilares o inguinales, pero un 29% son extraganglionares, más frecuente de origen digestivo. (DR. ALBERTO LIFSHITZ GUINZBERG, DR. JAVIER DAVILA TORRES, DRA. LETICIA AGUILAR SÁNCHEZ, DR. VICTOR HUGO BORJA ABURTO, 2009)

Pero el diagnóstico es histopatológico y requiere material suficiente, el cual se obtiene con biopsia guiada por ecografía o tomografía computarizada. (Residente, 2013). Debe realizarse en tejido ganglionar o extraganglionar obtenido por biopsia escisional; la biopsia por Trucut

Pero el diagnóstico es histopatológico y requiere material suficiente, el cual se obtiene con biopsia guiada por ecografía o tomografía computarizada. (Residente, 2013). Debe realizarse en tejido ganglionar o extraganglionar obtenido por biopsia escisional; la biopsia por Trucut pueden ser suficientes cuando no se tenga tejido accesible; Inmunohistoquímica mínima obligatoria: CD45, CD20 y CD3; complementada con BCL-2, BCL-6, MUM -1, CD-10, CD-30 y ALK; cuando sea posible se deberá tomar muestra adicional para estudios moleculares o investigación. (Juan R. Labardini Méndez, Eduardo Cervera Ceballos, Carmen Corrales Alfaro, Micaela Balbuena Martínez, 2008)

Tratamiento

Linfomas de alto grado: puede progresar rápidamente y requiere tratamiento urgente. El tratamiento generalmente es la quimioterapia combinada, con rituximab (anticuerpo monoclonal contra el antígeno de superficie específico de células B CD20; después de la realización de la inmunoquimioterapia se puede realizar radiofrecuencia localizada. (Anna Bowzyk Al-Naeeb, Thankamma Ajithkumar, Sarah Behan, Daniel James Hodson, 2018)

Por lo general el régimen de inmunoquimioterapia mayormente empleado es R-CHOP (rituxima, ciclofosfamida, doxorrubicina, vincristina y prednisolona); los cuales son administrados de manera ambulatoria, de forma semanal cada 3 semanas para un total de seis dosis de tratamiento; es bien tolerado por los pacientes generalmente. Existen ensayos donde hay regímenes más intensivos, como el uso de médula ósea o trasplantes de células madre como tratamiento de primera línea para LNH, pero ninguno de ellos ha demostrado una supervivencia mayor que con R-CHOP. (Anna Bowzyk Al-Naeeb, Thankamma Ajithkumar, Sarah Behan, Daniel James Hodson, 2018)

Sólo para el linfoma de Burkitt y las formas de alto riesgo con linfomas de doble golpe, se utilizan los regímenes más intensivos y son administrados como tratamiento hospitalario. El 60 – 70 % de pacientes se evidencia mejoría y evita las recaídas del linfoma, con el tratamiento de R-CHOP. Después de la monitorización clínica, y en ausencia de recaída, se da el alta y no amerita vigilancia de rutina. Aquellos pacientes que no responden a la primera ni a la segunda línea de quimioterapia, se

Las indicaciones para empezar el tratamiento incluyen síntomas sistémicos, tales como: linfadenopatias voluminosas, agrandamiento ganglionar progresivo y por sobre todo amenaza de compromiso de la función del órgano vital. (Anna Bowzyk Al-Naeeb, Thankamma Ajithkumar, Sarah Behan, Daniel James Hodson, 2018) El tratamiento consta de inmunoquimioterapia ambulatoria durante cuatro a seis meses, el más utilizado es R-CHOP y R-bendamustina. (Víctor Hugo Jirnénez-Zepeda, 2008).

Una pequeña proporción de pacientes con linfomas de bajo grado se transformarán en linfomas de alto grado, debido a la falta de efecto de la inmunoquimioterapia y al aumento de recaídas anuales. (Beatriz Albarrán, 2017)

Pronóstico

El linfoma es una neoplasia cuya frecuencia ha ido en aumento en todo el mundo. Es importante reconocer que existe una relación causa-efecto que puede facilitar el empleo de medidas preventivas. El uso de anticuerpos monoclonales, en conjunto con quimioterapia es el pilar fundamental en el tratamiento de los linfomas, en su pronóstico y mejoría de la supervivencia en pacientes con linfoma no Hodgkin. deben de realizar autotrasplante de médula ósea.

Linfomas de bajo grado: Con linfadenopatías localizadas se realizará escisión quirúrgica y radioterapia; pero la mayoría de los pacientes se presentan en una etapa avanzada y se maneja como enfermedad crónica de por vida. El tratamiento precoz en pacientes asintomáticos con quimioterapia no aumenta la esperanza de vida, más bien es posible que no requieran tratamiento alguno; pero en pacientes con linfoma folicular al emplear rituximab puede retrasar el empleo de quimioterapia.

Las indicaciones para empezar el tratamiento incluyen síntomas sistémicos, tales como: linfadenopatias voluminosas, agrandamiento ganglionar progresivo y por sobre todo amenaza de compromiso de la función del órgano vital. (Anna Bowzyk Al-Naeeb, Thankamma Ajithkumar, Sarah Behan, Daniel James Hodson, 2018)

El tratamiento consta de inmunoquimioterapia ambulatoria durante cuatro a seis meses, el más utilizado es R-CHOP y R-bendamustina. (Víctor Hugo Jirnénez-Zepeda, 2008).

Una pequeña proporción de pacientes con linfomas de bajo grado se transformarán en linfomas de alto grado, debido a la falta de efecto de la inmunoquimioterapia y al aumento de recaídas anuales. (Beatriz Albarrán, 2017)

Pronóstico

El linfoma es una neoplasia cuya frecuencia ha ido en aumento en todo el mundo. Es importante reconocer que existe una relación causa-efecto que puede facilitar el empleo de medidas preventivas. El uso de anticuerpos monoclonales, en conjunto con quimioterapia es el pilar fundamental en el tratamiento de los linfomas, en su pronóstico y mejoría de la supervivencia en pacientes con linfoma no Hodgkin.

BIBLIOGRAFÍA

1. *Anna Bowzyk Al-Naeeb, Thankamma Ajithkumar, Sarah Behan, Daniel James Hodson. (2018). Non-Hodgkin lymphoma. BMJ, 1-7.*
2. *Beatriz AlbarrÃ¡n, D. C. (2017). GuÃa de Linfomas. AsociaciÃ³n Castellano-Leonesa de HematologÃa, 3- 20.*
3. *DR. ALBERTO LIFSHITZ GUINZBERG, DR. JAVIER DAVILA TORRES, DRA. LETICIA AGUILAR SÃNCHEZ, DR. VICTOR HUGO BORJA ABURTO. (2009). GuÃa de PrÃ¡ctica ClÃnica,Linfomas No Hodgkin en el Adulto, MÃ©xico: Instituto Mexicano del Seguro Social. Revista Mexicana de OncologÃa, 13-30.*
4. *James O. Armitage, M. (2018). Linfoma no Hodgkin. Servicio de OncologÃa/ HematologÃa - Centro MÃ©dico de la Universidad de Nebraska, 1-52.*
5. *Juan R. Labardini MÃ©ndez, Eduardo Cervera Ceballos, Carmen Corrales Alfaro, Micaela Balbuena MartÃnez. (2008). OncoGuÃa. En E. C. Juan R. Labardini MÃ©ndez, Linfoma no Hodgkin (pÃ¡gs. 140- 152). MÃ«xico D.F.: Tlalpan.*
6. *Patricia Cueva y JosÃ© Yepez, e. (2014). EPIDEMIOLOGÃA DEL CÃNCER EN QUITO 2006-2010. SOCIEDAD DE LUCHA CONTRA EL CANCER SOLCA DE QUITO, 9-200.*
7. *Residente, E. (2013). Linfoma no Hodgkin. Conceptos Generales. Medigraphic, 23-34.*
8. *VÃctor Hugo JirnÃ©nez-Zepeda, ". R.-Z. (2008). Linfoma No Hodgkin: clasificaciÃ³n biolÃ³gica,diagnÃ³stico y tratamiento. Gaceta Medica Mexicana, 443-460.*

6. CÁNCER DE PULMÓN
Alexis Santiago Mejia Arias

Cáncer De Pulmón
Introducción. -
El cáncer de pulmón es una de las neoplasias que afectan a la población mundial, causante de una alta tasa de mortalidad. La problemática del cáncer es claramente el desafío sanitario más importante de nuestra época actual. Sin lugar a duda el control de varias enfermedades es fruto del avance medico en prevención y tratamiento de las mismas, que ha permitido que las medidas generales de control impacten en la calidad de vida de la población mundial.

Epidemiologia
Según el informe del estudio Cáncer de Pulmón en América Latina: es hora de dejar de mirar hacia otro lado, de The Economist Intelligence Unit (EIU). Menciona que en 12 países de América latina reveló que esta enfermedad es responsable de 60,000 decesos al año, lo que representa 12% de las muertes por cáncer en América Latina, dijo Martin Koehring, editor en jefe y líder en salud global de EIU. (Gonzales Islas & EFE, 2018)
El cáncer de pulmón es la segunda causa de muerte a nivel mundial, en Ecuador es la quinta causa de mortalidad, se ha registra 21 muertes diarias y un total de 6517 fallecidos el 2017, casi un 20 % más que en 2014. Estas muertes representan el 13,4 % del total de muertes nacionales y genera un gasto para el estado alrededor de 478 millones de dólares directos por año; lo que significa el 0,47% del PIB nacional, y el 6,32% de la inversión nacional. (Paz Y Miño,2019)

Definición
El cáncer es un grupo de enfermedades caracterizadas por el crecimiento incontrolado y la propagación de células anormales. Este tipo de células se unen en forma de grupos, a este determinado grupo de células anormales se las considera tumor.
Cuando las células cancerosas crecen a nivel de la región pulmonar, el tumor se llamará primario de pulmón. Sin embargo, si este tipo de células cancerosas viajan mediante el torrente sanguíneo, pueden adherirse y crecer en otras partes del cuerpo, como los huesos, el hígado, etc. A esto

se le llamará tumor secundario o metástasis.(La Asociación Internacional para el Estudio del Cáncer de Pulmón (IASLC), 2019). Si no se controla la propagación, puede provocar la muerte.

Clasificación
El cáncer de pulmón se clasifica en 2 tipos.
Cáncer de pulmón de células no pequeñas (CPCNP), que representa el 80% de los casos, y cáncer de pulmón de células pequeñas (CPCP) en un 20%.
El cáncer de pulmón de células no pequeñas puede clasificarse además por histología o por el aspecto de las células y los tejidos bajo un microscopio.
Los subtipos principales de CPNM son adenocarcinoma, carcinoma de células escamosas y carcinoma de células grandes. El adenocarcinoma es el más común, representa aproximadamente el 40%, mientras que el carcinoma de células escamosas representa aproximadamente el 30%, carcinoma de células grandes o indiferenciado representa el 15%. (American Cancer Society, Inc., 2019)

Factores de riesgo en el desarrollo del cáncer pulmonar
Al no entenderse las causas del cáncer, se conoce que numerosos factores predisponen a la aparición de esta enfermedad.
Factores modificables:
Hábito tabáquico representa el 90 % de la causa, el número de cigarrillos y la profundidad de inhalación; otros generan sinergismo en esta enfermedad como son radón, arsénico, asbesto,
cromo, cadmio, algunos químicos orgánicos, radiación, contaminación del aire y escape de diésel. Las exposiciones ocupacionales específicas que aumentan el riesgo incluyen la fabricación de caucho, pavimentación, techado, pintura y limpieza de chimeneas.
El exceso de peso corporal y el consumo de alcohol.
Factores no modificables
 La edad en personas mayores de 55 años o más.
Alteración genética e inmunológica. Estos factores se consideran de riesgo porque pueden actuar simultáneamente o en secuencia para iniciar y

se le llamará tumor secundario o metástasis.(La Asociación Internacional para el Estudio del Cáncer de Pulmón (IASLC), 2019). Si no se controla la propagación, puede provocar la muerte.

Clasificación
El cáncer de pulmón se clasifica en 2 tipos.
Cáncer de pulmón de células no pequeñas (CPCNP), que representa el 80% de los casos, y cáncer de pulmón de células pequeñas (CPCP) en un 20%.
El cáncer de pulmón de células no pequeñas puede clasificarse además por histología o por el aspecto de las células y los tejidos bajo un microscopio.
Los subtipos principales de CPNM son adenocarcinoma, carcinoma de células escamosas y carcinoma de células grandes. El adenocarcinoma es el más común, representa aproximadamente el 40%, mientras que el carcinoma de células escamosas representa aproximadamente el 30%, carcinoma de células grandes o indiferenciado representa el 15%. (American Cancer Society, Inc., 2019)

Factores de riesgo en el desarrollo del cáncer pulmonar
Al no entenderse las causas del cáncer, se conoce que numerosos factores predisponen a la aparición de esta enfermedad.
Factores modificables:
Hábito tabáquico representa el 90 % de la causa, el número de cigarrillos y la profundidad de inhalación; otros generan sinergismo en esta enfermedad como son radón, arsénico, asbesto,
cromo, cadmio, algunos químicos orgánicos, radiación, contaminación del aire y escape de diésel. Las exposiciones ocupacionales específicas que aumentan el riesgo incluyen la fabricación de caucho, pavimentación, techado, pintura y limpieza de chimeneas.
El exceso de peso corporal y el consumo de alcohol.
Factores no modificables
La edad en personas mayores de 55 años o más.
Alteración genética e inmunológica. Estos factores se consideran de riesgo porque pueden actuar simultáneamente o en secuencia para iniciar y

promover el crecimiento del cáncer.(American Cancer Society., 2019).

Manifestaciones clínicas
Al no existir un cuadro clínico específico para el cáncer de pulmón, se ha tomado en cuenta sintomatología que se presenta con frecuencia en diferentes pacientes siendo esta tos, hemoptisis, disnea, dolor torácico, pérdida de peso, fatiga. Acompañados de síntomas para neoplásicos como fiebre, sudoración nocturna, y adenomegalias.

Detección temprana, diagnóstico y estadificación
Al encontrarnos frente un a un cuadro clínico de mas de 3 semanas sin causa aparente debe acudir a un centro de imagen para la realización de este tipo de estudios.
Dentro de estos estudios se catalogan como invasivos (estudios que incluyen medios de contraste tomografías, gammagrafía ósea, punciones dirigidas, etc) y no invasivos (radiografía, ecografía, tomografías sin medios de contraste, resonancia magnética, entre otros).
Diagnostico
El diagnostico se realiza mediante un estudio de imagen que a la vez nos permite identificar el daño estructural y estadificar la enfermedad como es la tomografía de tórax con ventana pulmonar y mediastinal con medio de contraste, permite además valorar el hígado y las glándulas suprarrenales este estudio tiene una sensibilidad del 80% y una especificidad de 70% para detección de canceres pequeños (nódulos).

La tomografía computada de tórax (TAC de tórax) es un método de diagnóstico de detección precoz en el que se utiliza rayos X, se emplea habitualmente para el diagnóstico de enfermedades pulmonares y es el único examen probado para reducir el número de muertes por cáncer pulmonar. No es un examen molesto y prácticamente no tiene riesgos, salvo los relacionados a la mínima exposición a radiación. Es un estudio que realiza múltiples fotos del interior del cuerpo, tarde alrededor de 15 a 30 minutos, esta puede en caso de ser necesario para una mejor visualización e identificación de la zona afectada algún tipo de medio de contraste. Este tipo de examen de imagen se debe realizar todo paciente sobre los 40 años con antecedentes de hábito tabáquico, exposición laboral o ambiental a asbesto o arsénico o antecedentes personales de fibrosis y/o enfisema pulmonar o que presente antecedentes hereditarios de enfermedad pulmonar, en esos casos se recomienda como pesquisa de cáncer pulmonar.(Clínica Los Condes, 2016)

Gammagrafía ósea. Este estudio utiliza un marcador radioactivo que se concentra en el hueso dañado y que puede indicar la presencia de metástasis ósea. Pero en ocasiones también se concentra en procesos como infección, traumatismos, entre otros.

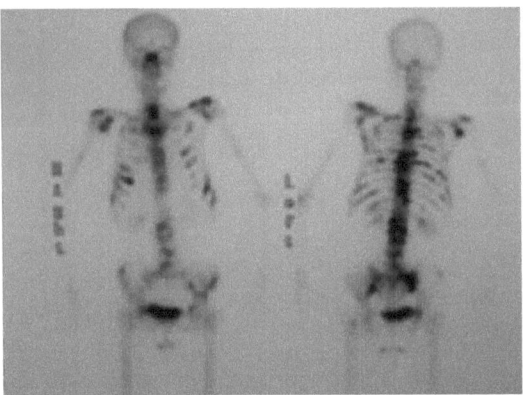

Ilustración 1. Gammagrafía Ósea. Paciente con metástasis

Tomografía por emisión de positrones (PET, por su sigla en inglés). En un estudio del PET, se inyectan moléculas de azúcar radioactivo en el cuerpo. Las células cancerosas del pulmón y las metástasis absorben el azúcar con mayor rapidez que las células sanas, de forma que dan la imagen en el estudio del PET.

Del mismo modo, aunque esta prueba tiene un alto índice de fiabilidad, no siempre que hay una captación quiere decir que habrá algo maligno. Del mismo modo, a veces no hay captaciones y sin embargo, sí hay células malignas en alguna localización concreta.(Sociedad Española de Oncología Médica, 2017)

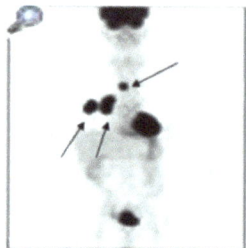 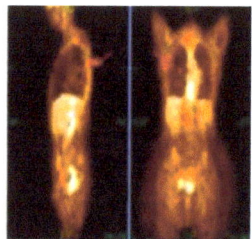

Ilustración2.
Tomografía por emisión de positrones. Paciente con múltiples metástasis

- Citología en esputo puede detectar ocasionalmente la presencia de células neoplásicas en pacientes asintomáticos con una sensibilidad de 66% y especificidad del 99%.

- Citología del esputo. Ante una sospecha de cáncer de pulmón, el médico puede pedirle la expulsión de la secreción de moco con la tos para estudiarlo bajo un microscopio. Los patólogos pueden encontrar células cancerosas mezcladas en el moco.(Sociedad Española de Oncología Médica, 2017).

- La broncoscopia ha mostrado una efectividad para el diagnóstico de un 90% a 94% en pacientes con lesión central.

- La broncoscopia es un procedimiento invasivo que permite visualizar los pulmones y las vías aéreas. se introduce a través de la nariz o la boca un tubo delgado (broncoscopio) que desciende por la garganta hacia los pulmones, se pueden pasar dispositivos especiales a través del broncoscopio, como una herramienta para obtener una biopsia, una sonda de electro cauterización para controlar el sangrado o un láser para reducir el tamaño de un tumor de las vías respiratorias. En las personas con cáncer de pulmón, un broncoscopio con una sonda ecográfica incorporada puede utilizarse para controlar los ganglios linfáticos en el tórax. Esto se denomina "ecografía Endo bronquial" esto puede utilizarse para otros tipos de cáncer a fin de determinar si se ha diseminado.(Mayo Clinic, 2019)

- El lavado bronquial ha mostrado una sensibilidad del 68% y el cepillado bronquial una sensibilidad del 72%.

- La biopsia Endo bronquial ha mostrado una efectividad del 80%.

- La biopsia por aspiración con aguja fina percutánea transtorácica (BPT) para obtener tejido de lesiones periféricas del pulmón tiene una sensibilidad de 95 al 97% y una especificidad del 96 al 100% para el diagnóstico.(GPC-México: Secretaria de Salud; 2009, s. f.)

Tabla 1.
Comité Estadounidense Conjunto sobre el Cáncer (AJCC) Octava edición, 2017 Definiciones de TNM

T	Tumor primario
TX	El tumor primario no se puede evaluar, o el tumor se prueba por la presencia de células malignas en el esputo o los lavados bronquiales, pero no se visualiza por imagen o broncoscopia
T0	No hay evidencia de tumor primario
Tis	Carcinoma in situ Carcinoma de células escamosas in situ (SCIS) Adenocarcinoma in situ (AIS): adenocarcinoma con patrón lipídico puro, ≤3 cm en su mayor dimensión
T1	Tumor de ≤3 cm en su mayor dimensión, rodeado de pleura pulmonar o visceral, sin evidencia broncoscopia de invasión más proximal que el bronquio lobular (es decir, no en el bronquio principal)

Generalidades del Cáncer

	T1mi	Adenocarcinoma mínimamente invasivo: adenocarcinoma (≤3 cm en su mayor dimensión) con un patrón predominantemente lipídico y ≤5 mm invasión en la mayor dimensión
	T1a	Tumor ≤1 cm en su mayor dimensión. Un tumor superficial de extensión de cualquier tamaño cuyo componente invasivo se limita a la pared bronquial y puede extenderse proximal al bronquio principal también se clasifica como T1a, pero estos tumores son poco comunes.
	T1b	Tumor> 1 cm, pero ≤2 cm en su mayor dimensión
	T1c	Tumor> 2 cm, pero ≤3 cm en su mayor dimensión
T2		Tumor > 3 cm, pero ≤5 cm o que tenga cualquiera de las siguientes características: (1) Involucra el bronquio principal, independientemente de la distancia a la carina, pero sin afectación de la carina; (2)invad ela pleura visceral (PL1 o PL2); (3) Asociado c on atelectasia o neumonitis obstructiva que se extiende a la región hiliar, involucrando parte o todo el pulmón
	T2a	Tumor> 3 cm, pero ≤4 cm en su mayor dimensión
	T2b	Tumor> 4 cm, pero ≤5 cm en su mayor dimensión
T3		Tumor> 5 cm, pero ≤7 cm en su mayor dimensión o que invade directamente cualquiera de los siguientes: pleura parietal (PL3), pared torácica (incluyendo tumores del surco superior), nervio frénico, pericardio parietal; o separar nódulos tumorales en el mismo lóbulo que el primario
T4		Tumor> 7 cm o tumor de cualquier tamaño que invade uno o más de los siguientes: diafragma, mediastino, corazón, grandes vasos, tráquea, nervio laríngeo recurrente, esófago, cuerpo vertebral, carina; nódulos tumorales separados en un lóbulo ipsilateral diferente del del primario
N	**Nódulos linfáticos regionales**	
NX	Los ganglios linfáticos regionales no se pueden evaluar	
N0	Sin metástasis en los ganglios linfáticos regionales	
N1	Metástasis en peri bronquial ipsilateral y / o ipsilateral ganglios linfáticos hiliares y ganglios intrapulmonares, incluyendo afectación por extensión directa	
N2	Metástasis en ganglios mediastínicos y / o subcarinal ipsilateral nodo (s)	
N3	Metástasis en mediastínico contralateral, hilar contralateral, escaleno ipsilateral o contralateral, o ganglios linfáticos supraclaviculares	

Tabla 2.
Definiciones para T, N, M (continuación)

M	Metástasis a distancia
MX	La metástasis a distancia MX no puede evaluarse
M0	Sin metástasis a distancia
M1	Metástasis a distancia
M1a	Nódulos tumorales separados en un lóbulo contralateral; tumor con nódulos pleurales o pericárdicos o derrame pleural o pericárdico maligno.
M1b	Metástasis extratorácica única en un solo órgano (incluida la participación de un solo nodo no regional)
M1c	Metástasis extratorácicas múltiples en un solo órgano o en múltiples órganos

La mayoría de los derrames pleurales (pericárdicos) con cáncer de pulmón son el resultado del tumor. Sin embargo, en algunos pacientes, los exámenes microscópicos múltiples del líquido pleural (pericárdico) son negativos para el tumor, y el líquido no es sanguinolento y no es un exudado. Si estos elementos y el juicio clínico dictan que el derrame no está relacionado con el tumor, el derrame debe excluirse como un descriptor de estadificación.(NCCN Clinical Practice Guidelines in Oncology (NCCN Guidelines®), 2019)

Tratamiento
Cirugía de cáncer de pulmón
Depende del tipo de cáncer de pulmón y el estadio de la enfermedad. El médico explicará los riesgos y beneficios del procedimiento, en algunos casos el médico puede sugerirte cuidados destinados a brindarte comodidad, para tratar solamente los síntomas que causa el cáncer, como

el dolor y la falta de aire.

Cirugía
• **Resección en cuña** para eliminar una pequeña parte del pulmón donde está el tumor más un margen de tejido sano

• **Resección segmentaria** para eliminar una parte más grande del pulmón, pero no un lóbulo entero

• **Lobectomía** para eliminar el lóbulo entero de un pulmón

• **Neumonectomía** para eliminar un pulmón entero

Si te sometes a una cirugía, el cirujano también puede eliminar ganglios linfáticos del tórax, a fin de analizarlos en busca de signos de cáncer.

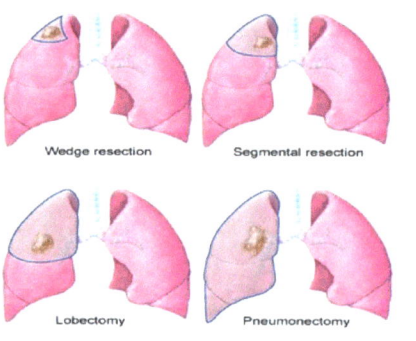

Ilustración 3.
Tipos de cirugía de cáncer de pulmón

La cirugía es una opción en tipos de cáncer de región localizada es decir limitado a los pulmones. Si existe presencia de un tipo de cáncer de pulmón más grande, es recomendable otra terapia como la quimioterapia o radioterapia antes de la cirugía para reducir el tamaño del cáncer. Si existe evidencia de que hayan quedado células cancerosas después de la cirugía o de que el cáncer pueda reaparecer, es recomendable quimioterapia o radioterapia después de la cirugía.

Radioterapia
La radioterapia usa haces de energía de gran potencia, de fuentes como los rayos X o los protones, para destruir las células cancerosas. Durante la radioterapia, te recuestas sobre una camilla mientras una máquina se mueve a tu alrededor y dirige la radiación a puntos específicos del cuerpo. Para los tipos de cáncer de pulmón avanzados y en los que se ha evidenciado diseminación del cáncer esta terapia ayuda a paliar o a aliviar los síntomas, como el dolor.

Quimioterapia
La quimioterapia utiliza medicamentos para destruir las células cancerosas. Es posible que te administren uno o más medicamentos de quimioterapia a través de una vena del brazo (vía intravenosa) o por vía oral. Por lo general, se administra una combinación de medicamentos en una serie de tratamientos, durante un período de semanas a meses, con descansos en el medio, para que puedas recuperarte.
En personas con cáncer de pulmón avanzado, la quimioterapia se puede usar para paliar el dolor y otros síntomas.

Radiocirugía
La radioterapia corporal estereotáctica, también denominada «radiocirugía», es un tratamiento con radiación intensa que apunta muchos haces de radiación desde distintos ángulos al cáncer. La radioterapia corporal estereotáctica se suele completar en una o en unas pocas sesiones de tratamiento.
La radiocirugía podría ser una opción para las personas con tipos de cáncer de pulmón pequeños que no pueden someterse a cirugía. También puede utilizarse para tratar el cáncer pulmonar que se ha diseminado a otras partes del cuerpo, como el cerebro.

Inmunoterapia

En la inmunoterapia, usa tu propio sistema inmunitario para combatir el cáncer. Es posible que el sistema inmunitario del cuerpo que combate las enfermedades no ataque el cáncer porque las células cancerosas producen proteínas que hacen que las células del sistema inmunitario no las puedan detectar. Lo que hace la inmunoterapia es interferir en ese proceso.

Por lo general, los tratamientos de inmunoterapia se reservan para las personas con cáncer de pulmón avanzado.

Cuidados paliativos

Las personas con cáncer de pulmón suelen tener signos y síntomas evidentes del cáncer, además de los efectos secundarios del tratamiento. Puede recomendarte que consultes con un equipo de cuidados paliativos poco después del diagnóstico, para asegurarse de que estés cómodo durante el tratamiento oncológico y después de este. Con el objetivo de disminuir al mínimo los signos y síntomas.(Mayo Clinic, 2019)

BIBLIOGRAFÍA

1. *American Cancer Society. (2019). American Cancer Society. Datos y cifras sobre el cáncer 2019. Atlanta: Sociedad Americana del Cáncer; 2019. 76. Recuperado de https://www.cancer.org/content/dam/cancer-org/research/cancer-facts-and-statistics/annual-cancer-facts-and-figures/2019/cancer-facts-and-figures-2019.pdf*
2. *American Cancer Society, Inc. (2019). ¿Qué es el cáncer de pulmón no microcítico? Recuperado 14 de octubre de 2019, de https://www.cancer.org/es/cancer/cancer-de-pulmon-no-microcitico/acerca/que-es-cancer-de-pulmon-no-microcitico.html*
3. *Clinica Los Condes. (2016, junio 20). TAC de tórax: La mejor manera de detectar el cáncer de pulmón. Recuperado 14 de octubre de 2019, de Https://www.clinicalascondes.cl website: https://clinicalascondes.cl/BLOG/Listado/Cancer/TAC-de-torax-detectar-el-cancer-pulmon*
4. *Gonzales Islas, E., & EFE. (2018, noviembre 12). Cáncer de pulmón, el más letal en América Latina. GRUPO MILENIO 2019. Recuperado de https://www.milenio.com/milenio-foros/cancer-de-pulmon-el-mas-letal-en-america-latina*
5. *GPC-México: Secretaria de Salud; 2009. (s. f.). Detección, Diagnóstico y Tratamiento del Cáncer Pulmonar de Células no Pequeñas. Recuperado de http://www.cenetec.salud.gob.mx/descargas/gpc/CatalogoMaestro/030_GPC_Ca_PulmCP/IMSS_030_08_EyR.pdf*
6. *La Asociación Internacional para el Estudio del Cáncer de Pulmón (IASLC). (2019). Lung Cancer Facts and Information | IASLC. Recuperado de https://www.iaslc.org/Research-Education/Lung-Cancer-Information*
7. *Mayo Clinic. (2019). Broncoscopia. Recuperado 14 de octubre de 2019, de https://www.mayoclinic.org/es-es/tests-procedures/bronchoscopy/about/pac-20384746*
8. *Mayo Clinic. (2019). Cáncer de pulmón—Diagnóstico y tratamiento. Mayo Foundation for Medical Education and Research (MFMER). Recuperado de https://www.mayoclinic.org/es-es/diseases-conditions/lung-cancer/diagnosis-treatment/drc-20374627*
9. *NCCN Clinical Practice Guidelines in Oncology (NCCN Guidelines®). (2019). Small Cell Lung Cancer. August 5, 2019, 26-27. Recuperado de https://www.nccn.org/professionals/physician_gls/pdf/sclc_blocks.pdf*
10. *Paz Y Miño, C. (2019, mayo 21). El Cáncer de Pulmón en América Latina. Recuperado de https://www.redaccionmedica.ec/opinion/regulon-un-sistema-de-modulacion-de-la-funcion-de-los-genes-2050*
11. *Sociedad Española de Oncología Médica. (2017). Cáncer de pulmón—SEOM. Recuperado de https://seom.org/info-sobre-el-cancer/cancer-de-pulmon?start=4*

7. CÁNCER DE PÁNCREAS

CÁNCER DE PÁNCREAS

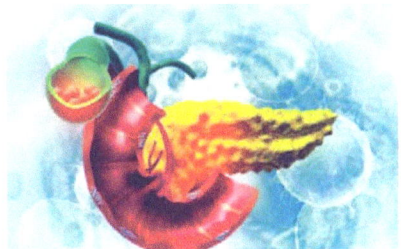

FIGURA I

Introducción

"Recibir un diagnóstico de cáncer de páncreas puede ser devastador, y comunicar la noticia también es difícil, ya que en general tiene un pronóstico desfavorable"(Green,2017,p1).

El cáncer de páncreas es el más letal del mundo, solo un 5 % de los pacientes sobreviven más de cinco años tras el diagnóstico, y el 75 % no supera el primer año. Cada día más de 1 000 personas son diagnosticadas en todo el mundo de cáncer de páncreas. De ellas, aproximadamente 985 morirán. Los síntomas son tan inespecíficos que entre el 80 y el 85 % de los pacientes reciben un diagnóstico en fases avanzadas(Gonzales,2017,p, 1).

"De forma más frecuente el cáncer de páncreas se origina en la región del páncreas llamada la cabeza (60% de los casos). De forma menos frecuente se puede originar de la zona llamada el cuerpo o la cola del páncreas"(Macarulla,2017,p,1-2).

Epidemiología

El cáncer de páncreas rara vez se diagnostica en personas menores de 40 años, y la edad media en el momento del diagnóstico es de 71 años. En todo el mundo, la incidencia de todos los tipos de cáncer de páncreas (85 % de los cuales son adenocarcinomas) varía de uno a diez casos por cada 100 000 personas, por lo general es más alta en los países desarrollados y en hombres, y se ha mantenido estable durante los últimos 30 años en relación con la incidencia de otros tumores sólidos comunes.(Pacheco, 2018,p,3)

La mayoría de pacientes a los que se les diagnostica un Cáncer de Páncreas tienen una edad comprendida entre los 65 y los 70 años. Es poco frecuente que este tumor se presente en pacientes con edades inferior a 60 años, en cuyo caso debe descartar la asociación con una alteración genética. (Macarulla,2017,p,1)

Según American Cancer Society,12 en 2018 alrededor de 55 440 personas (29 200 hombres y 26 240 mujeres) serán diagnosticadas con cáncer de páncreas. Cerca de 44 330 personas (23 020 hombres y 21 310 mujeres) morirán a causa de cáncer de páncreas. El Cáncer de Páncreas representa alrededor de 3 % de todos los cánceres en los Estados Unidos (EE.UU), y es responsable de alrededor del 7 % de las muertes por cáncer.

Factores de riesgo

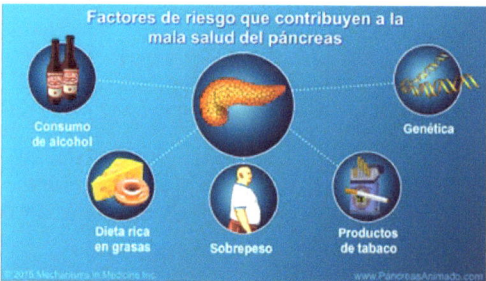

Figura II" factores de riesgo que contribuyen a la mala salud del páncreas

Los factores de riesgo del cáncer de páncreas incluyen los siguientes: fumar, obesidad, antecedentes personales de diabetes o pancreatitis crónica, antecedentes familiares de cáncer de páncreas o pancreatitis crónica. Presentar ciertas afecciones hereditarias es otro factor a tener en cuenta ante la sospecha. (American Cancer Society,2018,p,3).

El factor de riesgo ambiental más relacionado con el Cáncer de Páncreas es el consumo de tabaco.

Fumar cigarrillos es un factor responsable del 20 % al 25 % de los casos de cáncer pancreático, seguido por pancreatitis crónica por consumo de bebidas alcohólicas y diabetes mellitus (más de un 50 % cuando la tienen por más de 10 años). El riesgo de los fumadores es cuatro veces superior al de los no fumadores, y se presume que los carcinógenos del tabaco llegarían al páncreas por el flujo biliar. (Borgues,2017,p,2).

La edad es el factor de riesgo no modificable más importante, las tasas de incidencia aumentan de forma paralela con esta. Su incidencia alcanza un 80 % entre los 60 y 80 años y es muy raro antes de los 40 años. Basado en un reciente estudio de cohorte danés, las personas con pancreatitis crónica tienen un mayor riesgo de muerte por cáncer (cáncer de páncreas en particular) y tienen una mayor incidencia de comorbilidades que las personas sin Pancreatitis Crónica.(Pacheco,2018,p,4)

Diagnóstico

Síntomas

Macarulla,2017 afirma "El síntoma más frecuente es la ictericia (coloración amarillenta de la piel). Este síntoma aparece cuando el tumor se origina en la cabeza del páncreas secundario a la compresión de la vía biliar por el tumor"p5.

Otro síntoma frecuente es la alteración de las cifras de glucosa en sangre. El páncreas tiene la función de generar la insulina que controlará el nivel de glucosa en sangre, si el tumor altera dicha función, nos encontramos con descompensaciones de la glucosa en sangre. También es frecuente que el paciente refiera digestiones pesadas, dolor abdominal originado en la zona del estómago e irradiado hacia la espalda o bien en forma de cinturón hacia los lados. A menudo los enfermos refieren una pérdida de peso en los últimos meses, así como del apetito(Macarulla,2017,p,5)

Signos

Morales, 2017"Masa abdominal palpable (epigastrio) 25-30%

Fiebre (sin foco infeccioso conocido) 15-20%

Vesícula distendida no dolorosa (signo de Courvoisier) 10-15%

Edemas en extremidades inferiores 10-15%

Distensión abdominal 10-15%"p3.

Detección

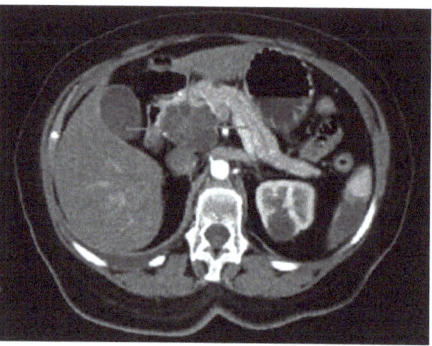

Figura III "Cáncer de páncreas: Tomografía computarizada"

Morales, 2017"El diagnóstico se puede realizar empleando sonograma y tomografía computarizada del abdomen, marcador tumoral serológico como la prueba en sangre CA-19-9, biopsia percutánea o por endoscopía"p,5

Tratamiento :

Quimioterapia

La gran parte de los pacientes afectados con cáncer de páncreas se manejan con quimioterapia. La opción clásica la gemcitabina, empleándose también oxaliplatin e irinotecan o la terapia dirigida, como erlotinib (una dosis oral diariamente), o la combinación de ambas (Morales,2017,p,6).

Cirugía

La cirugía es el proceso curativo de elección, pero en muchos casos, tal como se ha mencionado previamente, esto tumores no son resecables. En la mayoría de los casos la cirugía se hace como recurso paliativo en particular en tumores del lado derecho del páncreas. El enfoque quirúrgico difiere para los tumores situados en la cabeza, el cuerpo, la cola o la apófisis unciforme del páncreas.Cuando hay criterios de resectabilidad, generalmente se practica la cirugía de Whipple. También cuando hay ictericia obstructiva, se emplea algún método de derivación biliar. Hay casos en que se ofrece quimioterapia y radioterapia neoadyuvante (antes de realizarse la cirugía) (Morales,2017,p,6).

BIBLIOGRAFÍA

1. *American Cancer Society. Estadísticas importantes sobre el cáncer de páncreas [Internet]. UnitedStates: American Cancer Society; 2018 [citado 4 Ene 2018]. Recuperado de: https://www.cancer.org/es/cancer/cancer-de-pancreas.html*
2. *Gonzáles Marcos A. Cáncer de páncreas, el más mortal y difícil de diagnosticar. [Internet] Agencia EFE, S.A. Avd. de Burgos, 8. 28036 Madrid. España [actualizado 16 Nov 2017; citado 13 Ene 2018]. Recuperado de: http://www.efesalud.com/cancer-de-pancreas-mortal*
3. *Macarulla,T.(2017).Cáncer de Páncreas. Sociedad Española de oncología,(1)(1-6). Recuperado de: https://seom.org/info-sobre-el-cancer/pancreas?start=1*
4. *Medscape.com [Internet]. New York, NY: Medscape; 2018 [citado 28 Feb 2018]. Avances en cáncer de páncreas. Guías, tratamiento e investigación; [actualizado 25 Feb 2018;]. Recuperado de: https://espanol.medscape.com/verarticulo/5901662?pa=bmLU%2FttxjAoukk1UMyhb%2Fndz02rhBRJxWhyT%2BtmyMpLuT332r60786A45FwGArkSkhVgx6esewerpUNovs9a91GNDqtpq3248G9CjS7rQtE%3D*
5. *Morales Borges R. Cáncer de Páncreas: Epidemiología y manejo. GALENUS. Rev méd Puerto Rico [Internet]. 2017 [citado 20 Ene 2018p, 2- 9. Recuperado de : http://www.galenusrevista.com/Cancer-de-Pancreas-Epidemiologia-y.html*

www.ingramcontent.com/pod-product-compliance
Lightning Source LLC
Chambersburg PA
CBHW040316220526
45473CB00009B/2454